AF141335

Gilda Alves Brown

Gesundheitsprobleme im Zusammenhang mit Tankstellen

Gilda Alves Brown

Gesundheitsprobleme im Zusammenhang mit Tankstellen

Überwachung der Gesundheit von Autofahrern an Tankstellen

ScienciaScripts

This book is a translation from the original published under ISBN 978-620-2-04907-8.

Publisher:
Sciencia Scripts
is a trademark of
Dodo Books Indian Ocean Ltd. and OmniScriptum S.R.L publishing group

120 High Road, East Finchley, London, N2 9ED, United Kingdom
Str. Armeneasca 28/1, office 1, Chisinau MD-2012, Republic of Moldova, Europe
Printed at: see last page
ISBN: 978-620-7-24393-8

Zusammenfassung

Zusammenfassung

In diesem Buch beschreiben wir die Risiken für die menschliche Gesundheit und die Umwelt im Zusammenhang mit der Benzinexposition, die Anfälligkeit für das Genom, mögliche Überwachungsmethoden und Schutzmaßnahmen, die ergriffen werden sollten. Ein ausführlicher Bericht über die Feldforschung, die an 11 Tankstellen in Rio de Janeiro durchgeführt wurde, ist in diesem Buch enthalten. Die Risiken von Tankstellen in verschiedenen Ländern werden anhand von Abbildungen erörtert. Die Autoren dieses Buches hoffen aufrichtig, einen Beitrag zur Vorbeugung von Gesundheitsproblemen für Arbeitnehmer an Tankstellen sowie in vielen anderen Einrichtungen der Ölproduktionskette leisten zu können.

Autoren, in alphabetischer Reihenfolge

Fabio Santiago, MD

Labor für zirkulierende Marker, Abteilung für Pathologie, Staatliche Universität Rio de Janeiro (UERJ), Brasilien.

Doktorand, Postgraduiertenprogramm in medizinischen Wissenschaften, Fakultät für medizinische Wissenschaften, Staatliche Universität Rio de Janeiro (UERJ), Brasilien.

FSF, Brasilianer, geboren 1987, MD, Allgemeinchirurgie, schloss 2013 sein Studium an der Staatlichen Universität von Rio de Janeiro (UERJ) ab. Derzeit ist er Assistenzarzt für plastische Chirurgie am Universitätskrankenhaus Antônio Pedro (UFF, 2016-). Seit 2010 untersucht er die Gesundheitsprobleme der Tankstellenarbeiter in Rio de Janeiro, die Gegenstand seines Promotionsprojekts sind.

Gilda Alves Brown, Biologin, PhD

Labor für zirkulierende Marker, Abteilung für Pathologie, Staatliche Universität Rio de Janeiro (UERJ), Brasilien.

Professor, Postgraduiertenprogramm in medizinischen Wissenschaften, Fakultät für medizinische Wissenschaften, Staatliche Universität Rio de Janeiro (UERJ), Brasilien.

GAB, Brasilianerin, geboren 1963, verheiratet, 2 Kinder, Biologin (1985), Master in Genetik (1988), Doktorin in Biophysik (1994). Sie verfügt über umfangreiche Erfahrung in der Krebsforschung unter Verwendung von molekularbiologischen, molekularen zytogenetischen und proteomischen Methoden. Sie war Stipendiatin in den USA (NIH / Frederick und AFIP, 1988 bzw. 1991) und von 1999 bis 2010 häufig in Jena, Deutschland.

3

Maria Helena Ornellas, MD, PhD

Labor für zirkulierende Marker, Abteilung für Pathologie, Staatliche Universität Rio de Janeiro (UERJ), Brasilien.

Professor, Postgraduiertenprogramm in medizinischen Wissenschaften, Fakultät für medizinische Wissenschaften, Staatliche Universität Rio de Janeiro (UERJ), Brasilien.

MHFO, Brasilianer, geboren 1952, verheiratet, 3 Kinder. Abschluss des Medizinstudiums an der Staatlichen Universität von Rio de Janeiro (UERJ) im Jahr 1997. Sie absolvierte ihre Facharztausbildung in Hämatologie (1980) am Universitätskrankenhaus Pedro Ernesto (HUPE, UERJ) und ihren Master in Medizin (Nephrologie/UERJ) im Jahr 1985. Sie promovierte an der Bundesuniversität Fluminense (UFF) in Niterói, im Bundesstaat Rio de Janeiro (1991). Seit 1980 ist sie Professorin an der Staatlichen Universität von Rio de Janeiro. Sie beschäftigt sich mit Leukämie, Non-Hodgkin-Lymphomen, myelodysplastischen Syndromen und AIDS/HIV.

Mariana Chantre Justino, Biologin, PhD

Labor für zirkulierende Marker, Abteilung für Pathologie, Staatliche Universität Rio de Janeiro (UERJ), Brasilien.

MCJ, Biologin (2007), promovierte in Naturwissenschaften (2014) am Institut für Biophysik Carlos Chagas Filho (IBCCF) an der Bundesuniversität von Rio de Janeiro (UFRJ). Derzeit arbeitet sie an Forschungsprojekten in der Abteilung für allgemeine Pathologie an der Staatlichen Universität von Rio de Janeiro (UERJ) mit. Sie hat Erfahrung in der Molekularbiologie von Krebs und arbeitet hauptsächlich in den folgenden Bereichen: Urothelkarzinom der Blase, DNA-Reparatur, Genexpression und genetische Polymorphismen.

Marianne Medeiros Tabalipa, Ernährungswissenschaftlerin, MSc

Technische Einheit für Berufs- und Umweltexposition und Krebs, Koordinierung von Prävention und Überwachung, Nationales Krebsinstitut, Rio de Janeiro, Brasilien.

MMT, Brasilianerin, geboren 1974, ledig, 1 Kind. Ernährungswissenschaftlerin (2000), Master-Abschluss an der Bundesuniversität Fluminense (UFF) im Bundesstaat Rio de Janeiro,

Brasilien (2003). Sie widmet sich der Erforschung von berufsbedingten und umweltbedingten Krebserkrankungen in Verbindung mit öffentlicher Gesundheit und Ernährung.

Thomas Liehr, PD Dr.

Universitätsklinikum Jena, Friedrich-Schiller-Universität, Institut für Humangenetik, Jena, Deutschland

TL, geboren 1965, verheiratet, zwei Kinder, Biologe, promoviert und habilitiert in Humangenetik, beschäftigt sich seit 1991 mit molekularer Zytogenetik. Seit 1998 ist er Leiter der Arbeitsgruppe Molekulare Zytogenetik am Institut für Humangenetik, Jena, Deutschland. Sein besonderes Spezialgebiet ist die Untersuchung von kleinen überzähligen Markerchromosomen und uniparentaler Disomie. Dr. Liehr unterhält außerdem mehrere langjährige internationale Kooperationen, unter anderem mit Brasilien.

Ubirani Barros Otero, Ernährungswissenschaftler, PhD

Technische Einheit für Berufs- und Umweltexposition und Krebs, Koordinierung von Prävention und Überwachung, Nationales Krebsinstitut José Alencar Gomes da Silva, Rio de Janeiro, Brasilien.

UBO, Brasilianerin, geboren 1964, ledig. Sie studierte 1997 Ernährung an der Staatlichen Universität von Rio de Janeiro (UERJ). Sie promovierte (2001) im Bereich öffentliche Gesundheit an der Nationalen Schule für öffentliche Gesundheit (ENSP/Fiocruz/Rio de Janeiro). Im Jahr 2001 begann sie ihre Tätigkeit am Nationalen Krebsinstitut (INCA). Im Jahr 2004 trat sie in das Fachreferat für berufliche Exposition, Umwelt und Krebs der Koordinierungsstelle für Krebsprävention und -überwachung - INCA ein. Gegenwärtig ist sie für dieses Fachreferat verantwortlich, dessen Aufgabe es ist, Informationen über Karzinogene im Zusammenhang mit der Arbeit und der Umwelt im Hinblick auf die Krebsprävention und -überwachung zu erstellen, zu systematisieren und zu verbreiten.

Dieses Buch ist allen anonymen Tankstellenmitarbeitern gewidmet.

Kapitel 1 - Gesundheitsrisiken im Zusammenhang mit der Exposition gegenüber Benzol und anderen Chemikalien in Benzin.

Ubirani Barros Otero

Maria Helen Ornellas

Einführung

Krebs ist weltweit eine der wichtigsten Ursachen für Morbidität und Mortalität. Im Jahr 2012 schätzte die Weltgesundheitsorganisation 8,8 Millionen Todesfälle und 14 Millionen neue Krebsfälle weltweit. Für das Jahr 2030 rechnet die Weltgesundheitsorganisation mit zweiundzwanzig Millionen Neuerkrankungen (1). In Brasilien ist Krebs die zweithäufigste Todesursache unter allen Krankheiten, nur übertroffen von Herz-Kreislauf-Erkrankungen, mit einer geschätzten Zahl von etwa 600.000 neuen Fällen im Jahr 2017 (2-3).

In Brasilien stehen hämatologische Malignome mit Ausnahme des Nicht-Melanom-Hautkrebses an vierter (Frauen) bzw. fünfter (Männer) Stelle der häufigsten Krebserkrankungen in der Bevölkerung, wie aus den Krebsinzidenzschätzungen für 2016 hervorgeht (3). Einer der mit diesen Krankheiten verbundenen Risikofaktoren ist Benzol, das von der Internationalen Agentur für Krebsforschung (IARC) als Karzinogen (Risikogruppe 1) eingestuft wird (4). Benzol (C_6H_6) ist eine aromatische Verbindung, eine farblose, leicht flüchtige Flüssigkeit, die in rohem und raffiniertem Öl enthalten ist (5).

Im Vergleich zur Allgemeinbevölkerung haben einige Gruppen von Arbeitnehmern ein höheres Risiko, an Leukämie und anderen hämatologischen Erkrankungen zu erkranken, da sie ständig Lösungsmitteln und anderen chemischen Stoffen ausgesetzt sind (6). Dazu gehören Mechaniker, Arbeiter in der Öl- und Kokskette, in der Schuh-, Gummi- und Holzindustrie, an Tankstellen usw. Auf diese Weise können bestimmte Arbeitstätigkeiten einen Risikofaktor für das Auftreten des so genannten "arbeitsbedingten Krebses" darstellen (5-23).

Benzin ist derzeit der Kraftstoff für die meisten Fahrzeuge in Brasilien. Es besteht aus einem komplexen Gemisch organischer Stoffe, und aromatische Verbindungen machen zwischen 10 und 59 % dieses Gemischs aus (Masse/Masse) (23-26). Alle aromatischen Verbindungen im Benzin zusammen werden als BTX oder BTEX bezeichnet und stehen für Benzol, Toluol, Ethylbenzol und Xylole (27-28). BTEX werden dem Benzin zugesetzt, um die hohe Oktanzahl und die besten Klopffestigkeitseigenschaften zu erhalten. Abb. 1 zeigt die chemischen Formeln von Benzol, Toluol und Ethylbenzol und Abb. 2 die Isomere von Xylolen. Tabelle 1 zeigt ihre physikalischen und chemischen Eigenschaften.

Abb. 1 - Chemische Formeln von Benzol, Toluol und Ethylbenzol

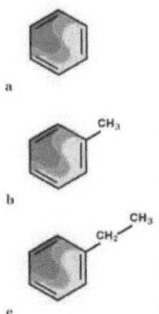

a - Benzol, b - Toluol, c - Ethylbenzol. Illustration erstellt von Maxine Brown Stephano

Abb. 2 - Isomere des Xylols

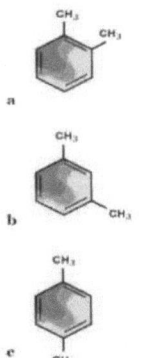

a,b,c= m-, o- und p-Xylol, jeweils. Illustration von Maxime Brown Stephano

Verbindung	Molekulargewicht	Sieden (^{0} C)	Löslichkeit in Wasser	Löslichkeit

8

			(Löslichkeit in 100 Teilen)	in Ethanol
Benzol	78	80.1	0.07	Löslich
Toluol	92	110.8	0.05	Löslich
Ethylbenzol	106	136.2	0.01	Löslich
m-Xylol	106	139.3	Unauflösbar	Löslich
o-Xylol	106	144.0	Unauflösbar	Löslich
p-Xylol	106	138.5	Unauflösbar	Löslich

Tabelle 1 - Physikalische und chemische Eigenschaften von BTX m- meta, o- ortho, p-para

Toluol, auch Methylbenzol ($C_6H_5CH_3$) genannt, wird Kraftstoffen zugesetzt, um Rost zu verhindern. Außerdem ist es ein Lösungsmittel für Farben, Beschichtungen, Gummi, Harze, Nitrolacke, Verdünner und Klebstoffe. Toluol ist eine farblose Flüssigkeit mit einem charakteristischen Geruch. Es kommt natürlich in Erdöl vor und entsteht auch bei der Herstellung von Benzin und anderen Kraftstoffen aus Rohöl sowie bei der Produktion von Steinkohlenkoks (2930).

Ethylbenzol ist ein monozyklischer aromatischer Kohlenwasserstoff (C H_{65} CH_2 CH_3), der natürlicherweise in Rohöl vorkommt. Es handelt sich um eine farblose Flüssigkeit mit einem benzinähnlichen Geruch. Es verdampft schnell und ist leicht entzündlich, da es in Kraftstoffen und Lösungsmitteln verwendet wird und in der Umwelt weit verbreitet ist. Aufgrund seiner Flüchtigkeit neigt Ethylbenzol dazu, in die Atmosphäre zu diffundieren (31).

Xylol (C H_{64} (CH)$_{32}$) ist ein aromatischer Kohlenwasserstoff, der aus einem Benzolring mit zwei Methylsubstituenten besteht. Es ist auch als Xylol oder Dimethylbenzol bekannt und kann in drei Isomeren vorkommen (m-, o- und p-Xylol). Alle drei isomeren Xylole haben die Summenformel C_8H_{10}, obwohl auch die aussagekräftigere halbstrukturelle Formel C6H4 (CH_3)$_2$ gebräuchlich ist. Xylol ist eine farblose, brennbare Flüssigkeit mit einem süßen Geruch. Es ist in Benzin und Autoabgasen enthalten. Xylole werden durch katalytische Umwandlung und

9

Verkokung von Kohle bei der Herstellung von Koksbrennstoff gewonnen und machen etwa 0,5-1 % des Rohöls aus (32-35).

Exposition gegenüber BTEX an Tankstellen

Beim Transport und bei der Auslieferung von Benzin kann die Benzolexposition hoch sein. In Brasilien können die Kunden nicht selbst tanken, so dass die Tankwarte diese Aufgabe übernehmen müssen. Folglich sind diese Arbeitnehmer in hohem Maße Benzol und anderen aromatischen Verbindungen ausgesetzt (22, 36-37). Cezar-Vaz und Mitarbeiter (37) führten eine Studie über die Risikowahrnehmung von Tankwarten im Bundesstaat Rio Grande do Sul durch, und das chemische Risiko war der höchste Prozentsatz unter den Befragten. In Brasilien nimmt die Zahl der Frauen, die in diesem Beruf arbeiten, zu (37-38). Sie machen derzeit 30 % der Arbeitskräfte aus und können dieselben Funktionen ausüben (39).

Nach einem Beschluss der brasilianischen Nationalen Erdölagentur (ANP, Agência Nacional de Petróleo, Beschluss Nr. 40 vom 25. Oktober 2013) darf Benzin höchstens 1 % Benzol enthalten (24). Zuvor war ein Benzolanteil von bis zu 1,5 % erlaubt. In anderen Ländern variiert der Zusatz von Benzol zu Benzin zwischen 1 % und 5 % (10).

Der Betrug mit gepanschtem Benzin in Brasilien erfordert ständige Wachsamkeit seitens der ANP. Costa (2009) berichtete, dass die ANP bis zu 8 % Benzol in betrügerischem Benzin fand (40). Die Zeitung O Estadao (27. Juli 2001) berichtete, dass gegen drei Tankstellen in der Stadt Sao Paulo Geldstrafen wegen des Verkaufs von gepanschtem Benzin mit einem Benzolgehalt von bis zu 5,36 % verhängt wurden (41). In jüngerer Zeit (29. August 2014) meldete die ANP 76 aufgedeckte Betrugsfälle an Tankstellen im Bundesstaat Rio de Janeiro und 75 im Bundesstaat São Paulo (26).

Die vom brasilianischen Institut für Geografie und Statistik (39) durchgeführte Volkszählung ergab, dass es im Jahr 2010 landesweit insgesamt 184.732 Tankstellen gab, aber diese Zahl wird möglicherweise unterschätzt. Die Gewerkschaft Força Sindical im Bundesstaat Sao Paulo gibt auf ihrer Website an, dass es allein im

Bundesstaat Sao Paulo 100.000 Tankstellenwärter gibt (42).

Tankstellen sind eine große Quelle der Luft- und Bodenverschmutzung. Die aromatischen Verbindungen in Benzin (BTX) sind sehr flüchtig und schwer abbaubar (43-48). Benzin ist in Boden-Wasser-Systemen sehr mobil und verursacht eine Verunreinigung des Grundwassers (43). Darüber hinaus wird das in Brasilien verkaufte Benzin mit etwa 20 bis 25 % Ethanol gemischt, was die Löslichkeit von Benzinschadstoffen und folglich deren Abfluss ins Grundwasser erhöht (45). Im Jahr 2013 zählte die ANP 38.893 Tankstellen in Brasilien, von denen sich 15.779 (40,6 %) im Südosten befinden, und viele von ihnen werden von den Kontroll- und Überwachungsbehörden als "kontaminierte Gebiete" (Wasser, Boden und Luft) eingestuft (43, 44). Dies ist besonders besorgniserregend, da es sich um die brasilianische Region mit der größten Einwohnerzahl handelt.

Metabolismus von BTEX

Benzol und die anderen aromatischen Verbindungen in Benzin werden vom Körper leicht durch Einatmen oder Verschlucken von verunreinigtem Wasser oder Lebensmitteln sowie durch Hautkontakt aufgenommen (10, 49-50). Ungefähr 50 % des eingeatmeten Benzols wird absorbiert. Die dermale Absorption ist im Vergleich zur absichtlichen oder versehentlichen inhalativen oralen Kontamination minimal (51). Die Absorptionskoeffizienten auf der Haut variieren je nach Lösungsmittel (52). Sobald Benzol in den Blutkreislauf gelangt ist, verteilt es sich im ganzen Körper.

Der Metabolismus von BTEX findet hauptsächlich in der Leber statt. Abbildung 3 zeigt die wichtigsten Stadien. Metabolisierte Benzolderivate neigen dazu, sich im Fettgewebe und im Knochenmark anzureichern. Der erste Schritt des Benzolstoffwechsels ist die Oxidation des Zwischenprodukts Benzoloxid. Diese Oxidation wird durch Cytochrom P450 (CYP) 2E1 katalysiert. Das Benzoloxid befindet sich im Gleichgewicht mit dem Oxepin-Zwischenprodukt. Benzoloxid (oder Oxepin) kann eine nicht-enzymatische Umlagerung zu Phenol, eine Hydrolyse zu einem Dihydrodiol und eine Ringöffnung zu trans-, trans-Muconsäure (ttMA) erfahren (10,50-51). Diese Produkte können durch Oxidation, Dehydrierung oder

11

Konjugation mit Sulfat oder Glucuronsäure weiter verstoffwechselt werden. So kann beispielsweise Phenol, der primäre Metabolit der Benzoloxidation, durch CYP2E1 zu Hydrochinon und Catechol weiter oxidiert oder mit Sulfat zu Phenylsulfat konjugiert werden. Hydrochinon und Brenzcatechin können auch durch Peroxidasen zu ihren jeweiligen Chinonen weiter oxidiert werden. Diese Chinone, bei denen es sich um reaktive Spezies handelt, können durch NAD (P) H: Chinon-Oxidoreduktase (NQO) wieder zu Hydrochinon und Catechol reduziert werden (10,12,50). Auch das Knochenmark kann ein Ort des Benzolstoffwechsels sein. Dieses Gewebe ist reich an Myeloperoxidase (MPO), die hauptsächlich in den Zellen des granulozytären Sektors zu finden ist. Mehrere polyphenolische Metaboliten des Benzols werden von der MPO oxidiert, was die Toxizität des hämatopoetischen Gewebes durch Benzol erklärt (49).

Toluol wird über die Lunge aufgenommen, wo es auch in unveränderter Form zu 20 % ausgeschieden werden kann. Über die Haut wird es langsamer absorbiert. In der Leber wird Toluol durch Cytochrom P-450 (CYP) umgewandelt, wobei es nacheinander hydroxyliert und zu Benzoesäure oxidiert wird. Die Konjugation von Glycin mit Benzoesäure bildet Hippursäure und ist der Hauptweg der Entgiftung und Ausscheidung von Toluol (29-30). Im Körper wird Toluol im Blut gefunden und dann im Fettgewebe abgelagert.

Bei Ethylbenzol besteht der wichtigste Stoffwechselweg in der Oxidation einer der Methylgruppen zu einem Methylbenzoesäurederivat über Methylbenzylalkohol- und Methylbenzaldehyd-Zwischenprodukte. Das Methylbenzoesäurederivat wird hauptsächlich mit Glycin konjugiert, wobei Methylhypursäurederivate entstehen, die mit dem Urin ausgeschieden werden können (31).

Der Stoffwechsel von Xylolen führt hauptsächlich zur Bildung von Methyl-Hydrogensäure-Isomeren, die mit dem Urin ausgeschieden werden und als Expositionsindex für die Überwachung am Arbeitsplatz verwendet werden (32). Die Ausscheidung von Xylol ist bei Personen mit einem höheren Anteil an Körperfett langsamer (32-35).

Abbildung 3: Metabolismus von Benzol

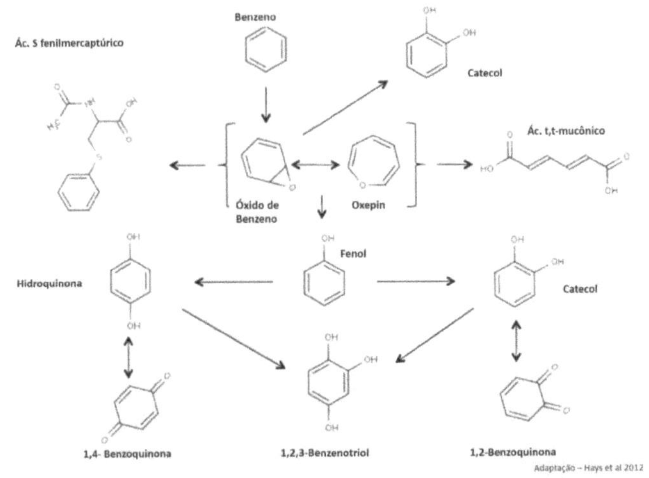

Adaptação – Hays et al 2012

Anpassung Hays et al. (2012) (49)

Diagnose von Vergiftungen

Die meisten der gesammelten Informationen beruhen auf einer Überexposition gegenüber Benzol bei Mensch und Tier, die akut oder chronisch sein kann (53, 54). Bei der akuten Form ist das zentrale Nervensystem das empfindlichste Gewebe (53-54). Die Diagnose von BTEX-Vergiftungen ist in erster Linie klinisch und epidemiologisch. Sie basiert auf der Anamnese der beruflichen Exposition und der Beobachtung von Symptomen, klinischen und Laborbefunden. Es kann eine Vielzahl von Anzeichen, Symptomen und Komplikationen auftreten, die von akuten bis zu chronischen Wirkungen reichen (Tabellen 2 und 3 sowie Abb. 4). Was Toluol betrifft, so wird es nicht nur in verschiedenen Komponenten in der Industrie verwendet, sondern es gibt auch Berichte über seine Verwendung als Betäubungsmittel. Es ist ein Bestandteil von Schusterleim, einer Substanz, die in unserem Land von Drogenkonsumenten häufig verwendet wird (55-57).

System	Auswirkungen der Exposition	Referenzen
Kardiovaskulär	Ventrikel Bluthochdruck ,	10,53

	elektrokardiographische Veränderungen	
Atemwege	Dyspnoe, Brustschmerzen, Atemdepression, Blutungen, Ödeme Ödeme, Veränderungen apoptotisch im Lungenparenchym	10,12 53, 65
Neurologisch/psychiatrisch	Krämpfe, Delirium, Bewusstlosigkeit, Schwindel, Erregung, Depression, Kopfschmerzen, Halluzinationen, Atrophie der unteren Extremitäten und Neuropathie der oberen Extremitäten, Alzheimer-Krankheit, Verhaltensänderungen	10, 12, 53, 54, 58, 65
Gastrointestinaler Bereich	Übelkeit, Erbrechen,	53,
Immunologisch	Unterdrückung der Serumimmunoglobuline, Lymphopenie, Abnahme von: CD4-, NK-, B-T-Zellen	10, 59-62
Fortpflanzung &	Beim Menschen : abnehmen. Spermatozoen	10, 63,
Fortpflanzungsfähig @	Unter Frauen: Menstruationsstörungen , Fehlgeburten spontane, angeborene Defekte Bei Nachkommen: niedriges Geburtsgewicht	10, 63- 65
Hämatologie	Thrombozytopenie, Leukopenie, Anämie, Makrozytose, Hypochromie, Lymphopenie, Hypoplasie, Anämie Aplastik, Dysplasie, Leukämie, Lymphom, Non-Hodgkin-Lymphom, Multiples Myelom	4-8,10,18-20, 47,67-72, 67- 72

Endokrin	Erhöht T4, T4F, senkt TSH und T3, Störungen der hypothalamischen und hypophysären Nebennierenrindenaktivität	10
Nieren	Anstieg des Blut-Harnstoff-Stickstoffs (BUN)	10,86
Hepatisch	Nachteilige Auswirkungen auf die Leberenzyme, Anstieg der Transaminasen	10, 78-82

Tabelle 2 - Akute und chronische Auswirkungen der Benzol-Exposition.

Akute Auswirkungen auf die Gesundheit

Die akute Exposition gegenüber Benzol führt zu einer Reizung der Schleimhäute von Augen, Nase, Mund usw. (10, 58). Hohe Benzolkonzentrationen können die Funktion des zentralen Nervensystems (ZNS) beeinträchtigen, was zu Bewusstlosigkeit und Tod führen kann. Der Tod kann auch auf tödliche Herzrhythmusstörungen zurückzuführen sein (10, 53).

Niedrigere Benzolkonzentrationen (700-3.000 ppm) können Schläfrigkeit, Schwindel, schnellen oder unregelmäßigen Herzschlag, Kopfschmerzen, Zittern, Verwirrung und Bewusstlosigkeit verursachen. Nach der Arbeit von Avis und Hutton (1993) wurden drei Fälle von akuter Benzolvergiftung als Folge eines Industrieunfalls an Bord eines Chemiefrachtschiffs gemeldet (54). Die drei tödlich verunglückten Opfer wurden vollständig autopsiert und wiesen Haut-, Atemwegs- und Hirnverletzungen auf.

Chronische Auswirkungen auf die Gesundheit

Immunologisch

Benzol wirkt sich auf das Immunsystem aus, indem es eine Depression des zellulären und humoralen Immunsystems bewirkt (10,19,58-62). Diese Mechanismen können zu Hypoplasie, Dysplasie oder Zellaplasie des Knochenmarks führen. Immunphänotypische Studien am Menschen haben Ungleichgewichte in Lymphozyten-Subpopulationen gezeigt. Brandao et al. (2005) verglichen Arbeiter in Ölraffinerien, die Benzol ausgesetzt waren, mit einer Kontrollgruppe und fanden Unterschiede bei zytotoxischen T-Zellen und *T-Helfer-Gedächtniszellen* (59). Biró und Kollegen (2002) untersuchten Personen, die über einen langen Zeitraum hinweg Benzol ausgesetzt waren (60). Die Autoren stellten fest, dass es zu Anomalien bei regulatorischen, zytotoxischen und Gedächtnis-T-Zellen kam. Diese Anomalien können zu bösartigen und nicht bösartigen Krankheiten führen (60).

Hämatologie

Die chronische Exposition gegenüber Benzol am Arbeitsplatz führt über mehrere Mechanismen zu myelotoxischen Wirkungen: Depression der hämatopoetischen Stammzellen, Schädigung der Mikroumgebung des Knochenmarks und klonale Bildung von primitiven Zellen, die von genetischen Schäden betroffen sind (10).

Linet et al. (1996) registrierten hämatologische Veränderungen bei fast 80.000 Arbeitern, die über einen Zeitraum von 15 Jahren Benzol ausgesetzt waren (63). Diese Autoren berichteten über ein um 33 % erhöhtes Risiko für hämatopoetische Erkrankungen im Zusammenhang mit einer kumulativen Benzolexposition. Paustenbach und Kollegen (1992) führten eine Studie über die Kunststofffolienindustrie (Parafilm) durch und kamen zu dem Schluss, dass die Exposition gegenüber hohen Konzentrationen von Benzoldämpfen über kurze Zeiträume das karzinogene Potenzial des Lösungsmittels deutlich erhöht (64). Tatsächlich wirkt sich eine chronische Benzolexposition, selbst bei sehr niedrigen Konzentrationen, auf die Blutbestandteile aus (65,66).

Die aplastische Anämie ist durch eine Panzytopenie bei Fehlen einer malignen myeloproliferativen Erkrankung gekennzeichnet (67). Eine aplastische Anämie kann verschiedene Ursachen haben. Dazu gehören: Anomalien auf verschiedenen Funktionsebenen pluripotenter Zellen, Anomalien der Mikroumgebung des Knochenmarks, unzureichende Funktion hämatopoetischer Zellregulatoren (z. B. T-Lymphozyten und ihre Lymphokine) mit immunologischer Hemmung der Hämatopoese (67). Die Mechanismen der benzolinduzierten aplastischen Anämie umfassen wahrscheinlich den Benzolstoffwechsel in der Leber, den Transport von Metaboliten, die Induktion von Apoptose, DNA-Schäden und eine veränderte Differenzierung in frühen Vorläuferzellen sowie die Verarmung des

Stammzellenpools (10,12, 49,50).

Akute myeloische Leukämie (AML) und myelodysplastische Syndrome (MDS) sind die häufigsten bösartigen Erkrankungen, die bei Erwachsenen mit Benzol in Verbindung gebracht werden (14, 68, 69). Darüber hinaus wurden Leukämie im Kindesalter und andere neoplastische Erkrankungen wie das Non-Hodgkin-Lymphom (NHL) und das multiple Myelom (MM) ebenfalls mit Benzol-Exposition in Verbindung gebracht (10, 18, 19, 20, 70-73).

Die AML ist eine Gruppe von neoplastischen Erkrankungen. Diese Gruppe gehört zur myeloischen Linie und entsteht durch erworbene genetische Veränderungen, die durch eine rasche Vermehrung und Anhäufung abnormaler und bösartiger Zellen - der Myeloblasten - gekennzeichnet sind. Dies führt zu einer Verringerung der Anzahl der roten Blutkörperchen, der Blutplättchen und der normalen weißen Blutkörperchen. Die wichtigsten Symptome sind Müdigkeit, Kurzatmigkeit, Blutungen und ein erhöhtes Infektionsrisiko. Die Diagnose besteht aus einer Immunphänotypisierung, Zytogenetik und Molekularbiologie. Mit dem Myelogramm werden die neoplastischen Zellen nachgewiesen, und die zytogenetische Untersuchung von Blut- und/oder Knochenmarkzellen dient auch zur Bestimmung des Subtyps der Leukämie durch Untersuchung der Anzahl und Form der Chromosomen (68).

MDS sind eine heterogene Gruppe von Blutbildungsstörungen, die durch Zytopenien, Dysplasie einer oder mehrerer myeloischer Zelllinien und ein Risiko für die Entwicklung einer AML gekennzeichnet sind (69). Sie werden durch genetische Anomalien in den Stammzellen verursacht (46). Die meisten dieser Patienten sterben an Komplikationen, die durch Zytopenien verursacht werden, wie Infektionen (aufgrund von Neutropenie) und Blutungen (aufgrund von Thrombozytopenie). Darüber hinaus entwickeln einige dieser Patienten je nach Art des MDS zu unterschiedlichen Zeitpunkten eine AML. Die Diagnose wird anhand der Anamnese und der Laboruntersuchungen gestellt. Anschließend sind Blut- und Knochenmarkuntersuchungen (Zytologie, Histologie, Zytogenetik, molekulare

17

Veränderungen und immunphänotypische Veränderungen) wichtig. Es gibt keinen spezifischen zytogenetischen Marker für MDS. Die Knochenmarksbiopsie ist ein wichtiges Instrument zur Bestimmung der Zellularität, der Elemente der topographischen Anomalien der hämatopoetischen Linien (Cluster atypischer Megakaryozyten, Cluster unreifer Elemente, die weit von ihrem üblichen Ort, dem trabekulären Knochen, entfernt sind) und atypischer Elemente. Die Behandlung dieses Syndroms hängt von den Merkmalen der Patienten ab. Die Transplantation hämatopoetischer Stammzellen ist eine wirksame Behandlung, die jedoch nur bei jüngeren Patienten durchgeführt werden kann. Darüber hinaus ist es wichtig, eventuell auftretende Krankheiten wie Infektionen und Blutungen zu kontrollieren.

In einer von der IARC durchgeführten Studie analysierte die Arbeitsgruppe mehr als 100 epidemiologische Studien über Benzol und bestätigte dessen Karzinogenität, wobei es erhebliche Beweise für AML, jedoch nur begrenzte Beweise für ALL, CLL (chronische lymphatische Leukämie), MM und NHL gab. Die Arbeitsgruppe fand auch begrenzte Hinweise auf einen Zusammenhang zwischen der mütterlichen Exposition gegenüber Farben (vor und während der Schwangerschaft) und einem erhöhten Risiko für Leukämie bei den Nachkommen (4).

In Brasilien empfiehlt das Arbeitsministerium (21), dass aufgrund des Auftretens von Blutkrankheiten bei potenziell benzolexponierten Arbeitnehmern alle Veränderungen des Blutbildes bewertet werden sollten. Die Ergebnisse der Blutuntersuchungen sollten in regelmäßigen Abständen erfolgen, um einen systematischen und kontinuierlichen Vergleich der Daten und eine Analyse möglicher oder anhaltender Veränderungen zu ermöglichen.

Reproduktionssystem

Die Exposition gegenüber Benzol wird mit einer Schädigung des Fortpflanzungssystems in Verbindung gebracht. Bei Männern haben Studien über eine Verringerung der Gesamtzahl der Spermien und eine geringe Beweglichkeit der Spermien bei benzolexponierten Arbeitern berichtet (10). Bei Frauen kann Benzolexposition zu Menstruationsstörungen, verminderter Fruchtbarkeit,

18

ungünstigen Schwangerschaftsergebnissen und Fehlgeburten führen. Die Schädigung der fötalen Entwicklung umfasst ein niedriges Geburtsgewicht, Geburtsfehler und Knochenmarkschäden aufgrund der erhöhten mütterlichen Exposition gegenüber Benzol und anderen organischen Lösungsmitteln während der Schwangerschaft (74-78, 58).

CNS

Eine längere Exposition gegenüber Benzol kann verschiedene neurologische Störungen verursachen (10). Es gibt Phasen von Schläfrigkeit und Erregung, Schwindel, Kopfschmerzen, Zittern, Krämpfe und Bewusstlosigkeit (10).

Leber

Die Leber gilt als ein Organ, das für die toxischen Auswirkungen von Kohlenwasserstoffen, insbesondere Benzol, anfällig ist. Diese Verbindungen bilden Addukte mit DNA und RNA und binden an Leberproteine. Infolgedessen führt die akute und chronische Exposition gegenüber Kohlenwasserstoffen bei Menschen und Versuchstieren zu schädlichen Auswirkungen auf die Leber (78-82). Bei Arbeitnehmern, die BTEX ausgesetzt waren, ohne Alkohol zu konsumieren, wurden hohe Transaminasenwerte und Lebersteatose beobachtet, die für eine nichtalkoholische *Fettlebererkrankung* (NAFLD) charakteristisch sind (50).

In einer anderen Studie wurden NAFLD und Insulinresistenz bei Arbeitern in der Petrochemie untersucht (81). Die Autoren kamen zu dem Schluss, dass die Entwicklung einer Fettleber nicht mit Insulinresistenz und anderen Mechanismen wie mitochondrialer Schädigung in Zusammenhang steht. Die Induktion des Cytochrom-P450-Systems und der peroxisomalen B-Oxidation könnte eine Rolle spielen. Kürzlich wurde in einer Studie mit Anwohnern, die nach einem Unfall Benzol ausgesetzt waren, festgestellt, dass es signifikante Veränderungen bei Lebermarkern gab. Die Autoren kamen zu dem Schluss, dass die Bevölkerung möglicherweise ein Risiko für die Entwicklung von Lebererkrankungen hat (82).

Andere Systeme

Benzol wirkt nachweislich dysregulierend auf das endokrine System (81), möglicherweise auf das Herz-Kreislauf-System durch Erhöhung des Blutdrucks und auf das Nierensystem, indem es Oligurie und Azotämie verursacht (10, 40, 83).

Exposition gegenüber Toluol, Ethylbenzol und Xylolen

Toluol, Ethylbenzol und Xylole sind ebenfalls toxisch für den Menschen, je nach der aufgenommenen Menge, entweder zusammen (auch mit Benzol) oder einzeln (84, 85). Tabelle 3 gibt einen Überblick über die wichtigsten gesundheitlichen Auswirkungen dieser Komponenten.

Toluol kann bei niedrigen oder mäßigen Konzentrationen Müdigkeit, Verwirrung, Schwäche, Übelkeit und Gedächtnis-, Appetit-, Seh- oder Hörverlust verursachen. Diese Symptome verschwinden jedoch im Allgemeinen, wenn die Exposition beendet ist (10).

Die Exposition gegenüber Xylolen führt nach dem Einatmen auch zu Reizungen der Augen und der Atemwege. Da sie fettlöslich sind, neigen Xylole dazu, im Fettgewebe gespeichert zu werden. Die Exposition der Haut beim Menschen führt zu Hautreizungen, Trockenheit, Gefäßerweiterung und Urtikaria. Eine Exposition gegenüber Xylol im Mutterleib führte bei Tieren zu neurologischen Entwicklungsstörungen (55, 56), und eine Exposition in hohen Dosen führte bei Tieren zu Veränderungen der Morphologie, des Gewichts und der enzymatischen Funktionen der Leber (13).

Es liegen nur wenige Berichte über die Ethylbenzol-Exposition beim Menschen vor (84). Darunter wurden Augenreizungen und Ototoxizität (Hörverlust) sowie hämatologische Veränderungen (erhöhte Lymphozytenzahl und verminderte Hämoglobinkonzentration und Leukozytenzahl) beobachtet (84). In Tierversuchen wird eine chronische Exposition mit schädlichen Auswirkungen auf die Leber, die Nieren (Nephropathie und Hyperplasie) und das endokrine System (Hyperplasie der Schilddrüse und der Hypophyse) in Verbindung gebracht (84). Tabelle 3 gibt einen

Überblick über die durch Toluol, Ethylbenzol und Xylol verursachten Veränderungen.

Aktionsflächen	Toluol	Ethylbenzol	Xylol
Hauptorgane	Leber und Gehirn; Bauchspeicheldrüse, Herz, Blut, Fett und Liquor cerebrospinalis	Augen, Atemwege, Leber	Nervensystem, Atmungsorgane, Leber, Nieren
Nieren - Produktion von Metaboliten im Urin	Untere Harnsäure	Mandelsäure und Phenylglyoxyls äure	Methylhippursäure
Geruch/ nasal	Degeneration des Geruchssinns, Anosmie	Nasale Reizung	Nasale Reizung
Atemwege	Degeneration des Atmungsepithels	Lungenstauung, Asthma	Lunge: Stauung, alveoläre Blutungen, Ödeme
Endokrin	Hyperplasie der Gebärmutterschleim haut	Hyperplasie der Schilddrüse und der Hypophyse	Keine Wirkung
Hepatisch	↑ Gewicht der Leber	↑ Lebergewicht, Nekrose bei Tieren, keine Leberschäden bei Menschen	Hepatische Stauung, Schwellung und Vakuolisierung der zentrilobulären Bereiche
Neurologisch/Verhaltens	Neuroverhaltensänd	Schwindel,	Schwindel,

störungen	erungen Euphorie, ZNS-Depression, Krampfanfälle, Ataxie, Demenz, Epilepsie, verminderte kognitive Fähigkeiten	Schwindelgefühl beim Menschen, ZNS-Depression, motorische Aktivität bei Tieren	Angstzustände, Blutungen in der weißen und grauen Substanz des Gehirns, ↑Schwebegefühl, Vergesslichkeit, Konzentrationsschwierigkeiten
Nieren	Nephropathien	Nephropathien	Übersäuerung der Nierentubuli, vermindertes Kreatinin im Urin, Hämaturie.
@ reproduktiv und Auswirkungen auf Mutter und/oder Nachkommen	Mütterliche Toxizität, erhöhte fötale Sterblichkeit, verändertes Rippenprofil bei Föten, mütterlicher Tod, Fehlgeburten Niedriges Geburtsgewicht	Geringes fötales Gewicht, verschiedene Organ- und Systemanomalien, verkürzte Östrogenzykluslänge bei Ratten Geringes Geburtsgewicht bei Neugeborenen	Neurologische Entwicklungsstörungen Niedriges Geburtsgewicht
& Reproduktionsfähigkeit	Veränderungen in der postnatalen Entwicklung	I des Nebenhodengewichts bei	Männliche Unfruchtbarkeit

	(Hodenabstieg) bei Mäusen	Mäusen	
Auditiv/okular	Gehörverlust	Gehörverlust	Schwerhörigkeit, Augenreizung, Lichtunverträglichkeit
Krebs/Genotoxizität	Keine Berichte über Krebs beim Menschen, fragwürdig bei Tieren	Tiere: Nieren- und Lungenkrebs	Der Mensch: ↑ Relatives Risiko für ZNS- und Dickdarmkrebs
Kardiovaskulär	Herzrhythmusstörungen	Keine Wirkung	Tachykardie, Brustschmerzen, Bradyarrhythmie, Herzrhythmusstörungen
Vision	Sehkraftverlust	Augenreizung	Augenreizung
Oropharynx	Halsweh	Halsweh	Halsweh
Gastrointestinaler Bereich	Durchfall, hämorrhagische Gastritis, Abdominalschmerzen	Keine Wirkung	Übelkeit, Erbrechen
Hämatologie	↓ Leukozyten bei Tieren	↑ Lymphozyten, ↓ plaquetas, ↓ hämoglobin	Bei Tieren: Polyzythämie und Leukozytose, Lymphopenie

Tabelle 3 - Gesundheitliche Auswirkungen von Toluol, Ethylbenzol und Xylol n.a nicht bewertet ↑ Zunahme, ↓ Abnahme

Schlussfolgerung

Mehr als 100 Jahre Forschung auf dem Gebiet der Gesundheit am Arbeitsplatz bestätigen die Bedeutung von BTEX bei der Entstehung vieler Krankheiten. Die Zahl der wissenschaftlichen Berichte über die Gesundheitsrisiken einer Langzeitexposition gegenüber diesen aromatischen Verbindungen nimmt weiterhin rasch zu. Die Arbeit am Menschen und an Versuchstieren hat wesentlich zum Verständnis dieser Zusammenhänge beigetragen. In Entwicklungsländern wie Brasilien muss der Gesundheitsschutz am Arbeitsplatz noch erheblich verbessert werden. Die Ergebnisse dieser Studien ermöglichen eine Einteilung der Krankheiten in akute und chronische, deren Häufigkeit von der Exposition der Bevölkerung gegenüber BTEX und anderen chemischen Schadstoffen abhängt.

Referenzen

1. Weltgesundheitsorganisation - WHO. Cancer. Fact Sheet 2015; 297. [Zugriff 2015 Juni 30]. Verfügbar unter: [http://www.who.int/mediacentre/factsheets/fs297/en/]

2. Gomes CHR, Nobre AL, Aguiar GN, Fernandes IM, Souto IV, Bessa LT, Gontijo MB. Bewertung des Wissens über Krebsfrüherkennung bei Medizinstudenten an einer öffentlichen Universität. Brasilianische Zeitschrift für Krebsforschung 2008; 54(1): 25-30

3. Ministerium für Gesundheit. José Alencar Gomes da Silva Nationales Krebsinstitut - INCA. Schätzung 2016: Inzidenz von Krebs in Brasilien. Rio de Janeiro: INCA, 2016. VERFÜGBAR: http://www.inca.gov.br/estimativa/2016

4. Internationale Agentur für Krebsforschung - IARC. Benzol. IARC, 2012. Verfügbar unter: [http://monographs.iarc.fr/ENG/Monographs/vol100F/mono100F-24.pdf]. [Zugriff 2015 Juni 15].

5. Ministerium für Gesundheit. José Alencar Gomes da Silva Nationales Krebsinstitut - INCA. Leitlinien für die Überwachung von arbeitsbedingtem Krebs. Rio de Janeiro: INCA, 2013. VERFÜGBAR:

http://bvsms.saude.gov.br/bvs/publicacoes/inca/diretrizes_vigilancia_cancer_traba lho.pdf. [Zugriff 2015 Juni 30].

6. Smith MT. Der Mechanismus der benzolinduzierten Leukämie: eine Hypothese und Spekulationen über die Ursachen der Leukämie. Environ Health Perspect. 1996;104 Suppl 6:1219-25.

7. U.S. EPA (2000) Integriertes Risiko-Informationssystem (IRIS). Substanzdatei - Benzol. CASRN 71-43-2. Online. Nationales Zentrum für Umweltbewertung, Cincinnati, OH. [zitiert 2000 Jan 01]. Verfügbar unter: http://www.epa.gov/iris/subst/0276.html

8. Agentur für Toxische Substanzen und Krankheitsregistrierung - ATSDR. Toxikologisches Profil für Benzol. [zitiert 2007 Aug]. [Zugriff 2015 May 10]. Verfügbar unter: https://www.atsdr.cdc.gov/toxprofiles/tp.asp?id=40&tid=14

9. Perigano JF, Prado C. Evolution of Occupational Exposure to Environmental Levels of Aromatic Hydrocarbons in Service Stations. Ann.Occup.Hyg. 2005; 49(3):233-240. https://www.ncbi.nlm.nih.gov/pubmed/15650017

10. Bahadar H, Mostafalou S, Abdollabi M. Current understandings and perspectives on non-cancer health effects of benzene: A global concern. Toxikologie und angewandte Pharmakologie 276 (2014) 83-94.

11. US EPA (2000) - Integriertes Risiko-Informationssystem (IRIS). Substanzdatei - Benzol. CASRN 71-43-2. Online. Nationales Zentrum für Umweltbewertung, Cincinnati, OH. [Jan 01 2000]. Verfügbar unter: http://www.epa.gov/iris/subst/0276.html.

12. Arnold SM, Angerer J, Boogaard PJ, *et al.* The use of biomonitoring data in exposure and human health risk assessment: benzene case study. Crit Rev Toxicol. 2013;43(2):119-53.

13. Agentur für Toxische Substanzen und Krankheitsregistrierung - ASTDR. Toxikologisches Profil für Benzol. United States Department of Health and Human Services Public Health Service Agency for Toxic Substances and Disease Registry, August 2007. Verfügbar unter http://www.atsdr.cdc.gov/toxprofiles/tp3.pdf. [Zugriff: 21. Juli 2015].

14. Brandt L. Exposition gegenüber organischen Lösungsmitteln und Risiko für hämatologische Malignome. Leuk. Res. 1992; 16:67-70

15. National Institute for Occupational Safety and Health NIOSH - Unmittelbar lebensgefährliche oder gesundheitsschädliche Konzentrationen (IDLH). Mai 1994. Verfügbar unter: http://www.cdc.gov/niosh/idlh/idlhintr.html. [Accessed Jul 21, 2015].

16. McHale CM, Zhang L, Smith MT. Current understanding of the mechanism of benzene-induced leukaemia in humans: implications for risk assessment. Carcinogenesis 2012;33(2):240-52.

17. Baan R, Grosse Y, Straif K et al. WHO International Agency for Research on Cancer Monograph Working Group. A review of human carcinogens - Part F: chemical agents and related occupations Lancet Oncol. 2009;10(12):1143-4.

18. Schnatter AR, Rosamilia K, Wojcik NC. Überprüfung der Literatur über Benzol-Exposition und Leukämie-Subtypen. Chem Biol Interact. 2005;153-154:9-21. Verfügbar unter: https://www.ncbi.nlm.nih.gov/pubmed/15935796

19. Steinmaus C, Smith AH, Jones RM, Smith MT. Meta-Analyse von Benzol-Exposition und Non-Hodgkin-Lymphom: Verzerrungen könnten einen wichtigen Zusammenhang verschleiern. Occup Environ Med. 2008;65(6): 371-378. Verfügbar unter:

https://www.ncbi.nlm.nih.gov/pubmed/18417556

20. Kane EV, Newton R. Benzol und das Risiko von Non-Hodgkin-Lymphomen: Eine Überprüfung und Meta-Analyse der Literatur. Cancer Epidemiology 2010, 34(1):7-12.

21. Ministerium für Arbeit und Beschäftigung - MTE. FUNDACENTRO. Gesundheitliche Auswirkungen der Exposition gegenüber Benzol. Benzol series. Fasciculo 1. Sao Paulo : Fundacentro, 2012.   [
   access2015May30   ]

Verfügbar: http : //www.fundacentro. gov.br/library/librarydigital/veroeffentlichung/detail / 2013 /2/auswirkungen-der-exposition-von-benzol-fuer-die-gesundheit-serie-benzol-faszikel-1

22. Moura-Corrêa JM, Jacobina AJR, Santos SA, Pinheiro RDC, Menezes MAC, Tavares AM, Pinto NF. Exposition gegenüber Benzol an Tankstellen in Brasilien: Workers' Health Surveillance Network (VISAT). Ciência & Saùde Coletiva 2014, 19(12):4637-4648.

23. Corrêa MJ, Santana VS. Berufliche Exposition gegenüber Benzol in Brasilien: Schätzungen auf der Grundlage einer beruflichen Expositionsmatrix]. Cad Saude Publica. 2016;32(12): e00129415

24. Nationale Agentur für Erdöl, Erdgas und Biokraftstoffe - ANP. PMQC - Bulletin zur Überwachung der Kraftstoffqualität. DISPONiVEL: http://www.anp.gov.br/?pg=72308&m=&t1=&t2=&t3=&t4=&ar=&ps=&cachebu st=1412082293079. [Zugriff 2015 Mai 15].

25. Nationale Agentur für Erdöl, Erdgas und Biokraftstoffe - ANP. Statistisches Jahrbuch 2014. VERFÜGBAR:

http://www.anp.gov.br/wwwanp/publicacoes/anuario-estatistico/2439-anuario-statistik-2014

26. Nationale Agentur für Erdöl, Erdgas und Biokraftstoffe - ANP. Beschluss Nr. 1 vom 06 Januar .2014. Verfügbar:

https://www.legisweb.com.br/legislacao/?id=264163

27. Nationale Agentur für Erdöl, Erdgas und Biokraftstoffe - ANP. Beschluss Nr. 57 vom 20. Oktober 2011. Regelt die Spezifikationen von Benzin für Kraftfahrzeuge und die Verpflichtungen zur Qualitätskontrolle, die von den verschiedenen Wirtschaftsakteuren, die das Produkt im ganzen Land verkaufen, einzuhalten sind. VERFÜGBAR: https://www.legisweb.com.br/legislacao/?id=115466

28. Oliveira KMPG, Arbilla G, Silva LSV. Überwachung von BTEX in einer Tankstelle. XI SBQ-Tagung - Rio de Janeiro, Bundesuniversität Fluminense, 2007. VERFÜGBAR:

http://www.uff.br/sbqriouff/Arquivos%20link/Resumos/P029%20064%20resumo
%20P43.pdf

29. Agentur für Toxische Substanzen und Krankheitsregistrierung - ATSDR.
Toxikologisches Profil für Toluol, U.S. Department of Health and Human Services,
Public Health Service, Atlanta, GA, 2000. Verfügbar unter
http://www.atsdr.cdc.gov/toxprofiles/tp.asp?id=161&tid=29. [Zugriff am 21.11.2014]
.

30. US EPA. Toxicological review of toluene: In support of summary information on
Integrated risk information system (IRIS) 2005, verfügbar unter www.epa.gov/iris.
[Zugriff am 15. Oktober 2011]

31. AGENTUR FÜR TOXISCHE STOFFE UND ERKRANKUNGEN - ATSDR
Toxikologisches Profil für Ethylbenzol. Department of Health and Human Services
Public Health Service Agency for Toxic Substances and Disease Registry, Nov,
2010. Verfügbar unter: https://www.atsdr.cdc.gov/toxprofiles/tp.asp?id=383&tid=66

32. US EPA. Toxicological review of xylene: In support of summary information on
Integrated risk information system (IRIS). 2003, verfügbar unter www.epa.gov/iris
(Zugriff am 17. Dezember 2014).

33. Niaz K, Bahadar H, Maqbool F, Abdollahi M. A review of environmental and
occupational exposure to xylene and its health concerns. EXCLI J. 2015 Nov23;
14:1167-86.

34. Umweltschutzbehörde der Vereinigten Staaten. Toxikologische Überprüfung von
Xylol (CAS-Nr. 1330-20-7): zur Unterstützung der zusammenfassenden
Informationen über das Integrierte Risikoinformationssystem (IRIS). Washington,
D.C., Jan 2003. Verfügbar unter http://www.epa.gov/iris/toxreviews/0270tr.pdf.
AGENTUR FÜR TOXISCHE SUBSTANZEN UND KRANKHEITSREGISTER.
Interaktionsprofil für: Benzol, Toluol, Ethylbenzol und Xylole (BTEX).

35. Fay M, Eisenmann C, Diwan S, de Rosa C. ATSDR-Bewertung der
gesundheitlichen Auswirkungen von Chemikalien. V. Xylole: Gesundheitliche

Auswirkungen, Toxikokinetik, Exposition des Menschen und Umweltverhalten. Toxicol Ind Health. 1998;14(5):571-781.

36. Ministerium für Arbeit und Beschäftigung - MTE. Regulierungsstandard - NR-15. Anhang 13A. 1995. [Zugriff in 2015 Juni 20]. VERFÜGBAR :

http://www.ccb.usp.br/arquivos/arqpessoal/1360237303_nr15atualizada2011ii.pdf

37. Cezar-Vaz MR, Rocha LP, Bobnow CA, da Silva MR, Vaz JC, Cardoso LS. Risk Perception and Occupational Accidents: A Study of Gas Station Workers in Southern Brazil. Int.J.Environ.Res.Public Health, 2012; 9, 2362-2377.

38. Corrêa MJ, Santana VS. Berufliche Exposition gegenüber Benzol in Brasilien: Schätzungen auf der Grundlage einer beruflichen Expositionsmatrix]. Cad Saude Publica. 2016 Dec 22;32(12):e00129415. VERFÜGBAR:

http://www.scielo.br/scielo.php?script=sci_arttext&pid=S0102-311X2016001205004

39. Brasilianisches Institut für Geographie und Statistik - IBGE. Demografische Volkszählung 2010 - Allgemeine Stichprobenergebnisse. Rio de Janeiro: IBGE. [zitiert 2012 Apr 2012]; VERFÜGBAR : http ://censo2010.ibge.gov.br/resultado s. html

40. Costa DF. Prävention der Benzol-Exposition in Brasilien. 2009. 179 f. Dissertation (Doktorat in Medizin), Medizinische Fakultät, Universität von Sao Paulo, Sao Paulo, 2009. VERFÜGBAR:

http://www.teses.usp.br/teses/disponiveis/5/5144/tde-25092009-135349/pt-br.php

41. O Estadao. Gepanschtes Benzin an 3 Tankstellen in Sao Paulo. 2001. VERFÜGBAR: http://economia.estadao.com.br/noticias/geral,gasolina-adulterada-em-3-postosde- sp,20010727p13977. [27. Juni 2001].

42. Força Sindical SP. [Apr042011];   DISPONiVEL:

http://www.fsindicalsp.org.br/index.php?option=com_content&task=view&id=113 8& Itemid=1. [Zugriff 2015 Apr 10].

43. Tiburtius ERL, Peralta-Zamora P. Water contamination by BTXs and processes used in the remediation of contaminated sites. Quimica Nova 2004; 27(3): 441446.

44. Umweltunternehmen des Bundesstaates São Paulo - Cetesb. Cetesb veröffentlicht neue Liste der sanierten, überwachten und kontaminierten Gebiete. [Zugriff 2015 Mai 10]. VERFÜGBAR: http://www.cetesb.sp.gov.br/2014/06/02/cetesb-disponibiliza-nova-relacao-de-areas-reabilitadas-monitoradas-e-contaminadas/.

45. INEA. Management von kontaminierten Flächen im Bundesstaat Rio de Janeiro. Register der kontaminierten und sanierten Gebiete - 1ª edition, 2013. [Zugriff 2015 Mai 15]. VERFÜGBAR: http://200.20.53.3:8081/Portal/MegaDropDown/Licenciamento/GestaodeRiscoAm bientalTec/BewertungKontaminierterGebiete/index.htm

46. Moro AM, Brucker N, Charao MF, Baierle M, Sauer E, Goethel G, Barth A, Nascimento SN, Gauer B, Durgante J, et al. 2017. Biomonitoring von benzolexponierten Tankstellenangestellten: Einfluss des Geschlechts. Mutat Res 2017:813,1-9.

47. Coutrim MX, LRF Carvalho, Arcuri ASA. Bewertung von Analysemethoden für die Bestimmung von Benzolmetaboliten als potenzielle Biomarker für die menschliche Exposition gegenüber Benzol in der Luft. Quimica Nova 2000, 23(5):653-663.

48. Tiburtius ERL, Peralta-Zamora P, Emmel A, Leal ES Abbau von Btxen durch fortgeschrittene oxidative Prozese Quim. Nova 2005, 28(1): 61-64.

49. Hays SM, Pyatt DW, Kirman CR, Aylward LL. Biomonitoring-Äquivalente für Benzol. Regul Toxicol Pharmacol. 2012;62(1):62-73.

50. Snyder R, Hedli CC. Ein Überblick über den Benzol-Stoffwechsel. Environ Health Perspect. 1996;104 Suppl 6:1165-71.

51. Riihimaki V, Pfaffli P. Perkutane Absorption von Lösungsmitteldämpfen beim Menschen. Scand J Work Environ Health 1978; 4: 73-85.

52. Tsuruta H. Skin Absorption of Organic Solvent Vapours in Nude Mice In Vivo. Industrial Health, 1989, 27, 37-47.

53. Reese E, Kimbrough RD. Akute Toxizität von Benzin und einigen Additiven. Environ Health Perspect. 1993 Dec;101 Suppl 6:115-31.

54. Avis SP, Hutton CJ. Akute Benzolvergiftung: ein Bericht über drei Todesfälle. J Forensic Sci. 1993;38(3):599-602.

55. Cruz SL, Rivera-Garcia MT, Woodward JJ. Review of toluene action: clinical evidence, animal studies and molecular targets. J Drug Alcohol Res. 2014;3. pii:235840.

56. Cruz SL, Dominguez M. Misusing volatile substances for their hallucinatory effects: a qualitative pilot study with Mexican teenagers and a pharmacological discussion of their hallucinations. Subst Use Misuse. 2011;46 Suppl 1:84-94.

57. Cruz SL. The latest evidence in the neuroscience of solvent misuse: an article written for service providers. Subst Use Misuse. 2011;46 Suppl 1:62-7.

58. Santiago F, Lima S, Pinheiro T, Silvestre RT, Otero UB, Tabalipa MM, Kosyakova N, Ornellas MH, Liehr T, Alves G. Benzolvergiftung, klinische und Blutanomalien bei zwei brasilianischen Tankstellenwärterinnen: zwei Fallberichte. BMC Res Notes. 2017;10(1):52

59. Brandao MM, Rêgo MA, Pugliese L, et al. Phenotype analysis of lymphocytes of workers with chronic benzene poisoning. Immunol Lett. 2005;101(1):65-70.

60. Biró A, Pàger E, Major J, et al. Analyse des Lymphozyten-Phänotyps und der Häufigkeit von Chromosomenaberrationen bei Arbeitern, die beruflich Styrol, Benzol, polyzyklischen aromatischen Kohlenwasserstoffen oder gemischten Lösungsmitteln ausgesetzt sind. Immunol Lett 2002; 81:13340.

61. Moro AM, Brucker N, Charao MF, Sauer E, Freitas F, Durgante J, Bubols G, Campanharo S, Linden R, Souza AP, Bonorino C, Moresco R, Pilger D, Gioda A, Farsky S, Duschl A, Garcia SC. Frühe hämatologische und immunologische Veränderungen bei benzolexponierten Tankstellenmitarbeitern. Environ Res. 2015;

137:349-56.

62. Bassig BA, Zhang L, Vermeulen R, Tang X, Li G, Hu W, Guo W, Purdue MP, Yin S, Rappaport SM, Shen M, Ji Z, Qiu C, Ge Y, Hosgood HD, Reiss B, Wu B, Xie Y, Li L, Yue F, Freeman LE, Blair A, Hayes RB, Huang H, Smith MT, Rothman N, Lan Q. Vergleich von hämatologischen Veränderungen und Markern der B-Zell-Aktivierung bei Arbeitern, die Benzol, Formaldehyd und Trichlorethylen ausgesetzt waren. Carcinogenesis 2016;37(7):692-700.

63. Linet MS, Yin SN, Travis LB, *et al*. Clinical features of haematopoietic malignancies and related disorders among benzenexposed workers in China. Environ.Health Perspect 1996;114 (Suppl 6),1353-1364.

64. Paustenbach DJ, Price PS, Ollison W, Blank C, Jernigan JD, Bass RD, Peterson HD. Neubewertung der Benzolbelastung für die Pliofilm-Kohorte (Gummiarbeiter) (1936-1976). J Toxicol Environ Health 1992;36(3):177-231.

65. Doherty BT, Kwok RK, Curry MD, Ekenga C, Chambers D, Sandler DP, Engel LS. Associations between blood BTEXS concentrations and haematologic parameters among adult residents of the U.S. Gulf States. Environ Res. 2017 Jul; 156:579-587

66. Qu Q, Shore R, Li G, *et al*. Hämatologische Veränderungen bei chinesischen Arbeitern mit einem breiten Spektrum von Benzol-Expositionen. Am J Ind Med. 2002;42(4):275-85.

67. Dolberg OJ, Levy Y. Idiopathic aplastic anaemia: diagnosis and classification. Autoimmun Rev. 2014;13(4-5):569-73.

68. Baer MR, Aplenc R. Akute myeloische Leukämie bei Erwachsenen. In: Wintrobe's Clinical Hematology, 12° edition, 2009 , publisher: Wolters Kluer - Philadelphia, pg1843- 1888

69. Brunning RD, Orazi A, Germing U, Le Beau MM. Myelodysplastic syndromes/ neoplasms overview in WHO Classification of tumours of Haematopoietic and Lymphoid Tissues, WHO 2008, S.88-93

70. Eden T. Ätiologie der Leukämie im Kindesalter. Cancer Treat. Rev.

2010;36:286-297.

71. Augusto LGS, Vigoritto A, Souza CA. Histologische Veränderungen im Knochenmark als Folge von Benzol-Exposition und die hämatologische Entwicklung des peripheren Blutes bei betroffenen Patienten. Revista Brasileira de Saùde Ocupacional 1993; 21:85-92

72. Lan Q, Zhang L, Li G, *et al.* Hämatotoxizität bei Arbeitern, die geringen Mengen von Benzol ausgesetzt sind. Science. 2004;306(5702):1774-6.

73. Ruiz MA, Vassalo J, Souza CA. Morphologische Studie über das Knochenmark neutropenischer Patienten, die dem Benzol der metallurgischen Industrie von Cubatao, Sao Paulo, Brasilien, ausgesetzt waren. J.Occup Med.1991;33:83

74. Kumar S. Berufliche Exposition in Verbindung mit reproduktiven Funktionsstörungen. J Occupat. Health 2004; 46:1-19.

75. Ekpenyong CE, Koofreh D, Nyebuk D. Effects of Gasoline Inhalation on Menstrual Characteristics and the Hormonal Profile of Female Petrol Pump Workers. Journal of Environmental Protection, 2013, 4, 65-73.

76. Sirotkin AV, Harrath AH. Einfluss von ölbezogenen Umweltschadstoffen auf die weibliche Fortpflanzung. Reprod Toxicol. 2017;71:142-145

77. Silvestre RT, Delmonico L, Bravo M, Santiago F, Scherrer L, Moreira AS, Tabalipa T, Ubirani Otero U, Ornellas MHF, Alves G Health Survey and Assessment of the Polymorphisms BRCA1/P871L, BRCA1/Q356R, and BRCA2/N372H in Female Gas Station Workers in Rio de Janeiro. Environ Mol Mutagen. 2017 Dec;58(9):730-734.

78. Chen D, Cho S-I, Chen C *et al.* Exposition gegenüber Benzol, beruflicher Stress und vermindertes Geburtsgewicht. Occup. Environ. Med. 2000;57:661-667.

79. Pérez CA, Bosia JD, Cantore MS, *et al.* Leberschäden bei Arbeitnehmern, die Kohlenwasserstoffen ausgesetzt sind. Gastroenterol Hepatol. 2006;29(6):334-7.

80. Dere E und Ari F. Wirkung von Benzol auf die Leberfunktionen von Ratten

(Rattus norvegicus). Environ. Monit. Assess. 2009;154, 23-27

81. Cotrim HP, Carvalho F, Siqueira AC, *et al.* Nichtalkoholische Fettleber und Insulinresistenz bei Beschäftigten in der Petrochemie. JAMA 2005;294(13):1618-20.

82. D'Andrea MA, Reddy GK. Hämatologische und hepatische Veränderungen bei nicht rauchenden Anwohnern, die nach einem Abfackelungsvorfall in der British Petroleum Plant in Texas City Benzol ausgesetzt waren. Environ Health. 2014;14(1):115.

83. Ketan VK, Bhavyata K, Linzbuoy G, Hyacinth HN. Nieren- und hepatotoxische Veränderungen bei erwachsenen Mäusen nach Inhalation einer spezifischen Mischung organischer Lösungsmittel. Toxicol Ind Health. 2015;31(12):1158-64.

84. Bolden AL, Kwiatkowski CF, Colborn T. New Look at BTEX: Are Ambient Levels a Problem? Environ Sci Technol. 2015;49(9):5261-76.

85. U.S. Department of Health and Human Services Public Health Service Agency for Toxic Substances and Disease Registry, Mai, 2004. Verfügbar unter http://www.atsdr.cdc.gov/interactionprofiles/IP-btex/ip05.pdf. [Zugriff am 21. Juli 2015].

Kapitel 2 - Die Sicht des Forschers auf die Arbeitsbedingungen an Tankstellen

Marianne de Medeiros Tabalipa

Ubirani Barros Otero

Fabio Santiago

Einführung

In diesem Kapitel wird das Feldtagebuch eines Pilotprojekts beschrieben, in dem die Gesundheitssituation und die Arbeitsbedingungen von 203 Mitarbeitern von 11 Tankstellen in der Stadt Rio de Janeiro, Brasilien, untersucht wurden. Das Projekt fand in zwei Zeiträumen statt: von Januar bis Oktober 2012 und von Januar bis Juli 2014. Dies sind die Berichte darüber, wie der Forscher und sein Team mit den Beschäftigten der Tankstellen interagierten. Die Studie wurde ursprünglich von der Technischen Einheit für Berufs- und Umweltexposition und Krebs der Koordinierungsstelle für Prävention und Überwachung des Nationalen Krebsinstituts - INCA - mit der Registrierungsnummer 121/09 koordiniert und von der Panamerikanischen Gesundheitsorganisation finanziert. Eine Erweiterung dieser Studie wird vom Labor für zirkulierende Marker in der Abteilung für Pathologie der Fakultät für medizinische Wissenschaften der Staatlichen Universität Rio de Janeiro (UERJ) durchgeführt. Das neue Projekt wurde von der Ethikkommission des Universitätskrankenhauses Pedro Ernesto (UERJ) genehmigt, registriert unter 34310014.9.0000.5259/14, und von der Stiftung zur Unterstützung der Forschung in Rio de Janeiro (FAPERJ) finanziert.

Die Stationen wurden gemeinsam von den Forschern des Projekts und der Gewerkschaft SINPOSPETRO (Sindicato dos Empregados em Postos de Serviços de Combustiveis e Derivados de Petróleo do Estado do Rio de Janeiro) ausgewählt und rekrutiert. Nach der Kartierung der Tankstellen besuchte das Team die Tankstellen, um die Studie zu erläutern. Um insgesamt 11 Betriebe und 203 Befragte zu erreichen, wurden mehrere Tankstellen besucht. Im Durchschnitt erklärte sich nur eine (1) von vier besuchten Tankstellen bereit, an der Studie teilzunehmen. An der Studie nahmen Tankstellen in den folgenden Stadtteilen von Rio de Janeiro - RJ teil: Sao Cristóvao, Vila Isabel, Tijuca, Lins de Vasconcelos, Bonsucesso, Engenho de Dentro, Benfica, Cachambi, Maracana, Rio Comprido und Estâcio. Diese Stadtteile gehören zur nördlichen Zone bzw. zum Stadtzentrum von Rio de Janeiro. Bei der Auswahl der Standorte der Tankstellen wurde die öffentliche Sicherheit berücksichtigt; Tankstellen an Orten, die als gefährlich gelten oder an denen der Verdacht auf illegale Geschäfte besteht, wurden von der Studie ausgeschlossen.

Tankstellen

Tankstellen haben unterschiedliche Kunden. Autos, Motorräder und Lastwagen kommen und gehen, um zu tanken, und die Fahrzeuge werden zum Waschen, Flüssigkeitswechsel, Reifenwechsel usw. gebracht. Immer häufiger werden Tankstellen auch als Treffpunkt für Freunde, zum Spazierengehen, zum Einkaufen und für einen kleinen Imbiss genutzt, da diese Einrichtungen eine Vielzahl von Dienstleistungen für diese Zwecke anbieten. Auf demselben Gelände wie eine Tankstelle können sich verschiedene Geschäfte befinden: Sportartikel, *Fast-Food-Läden, Spielplätze,* Parkplätze, Banken, Fitnessstudios, Waschsalons und andere Einrichtungen. Eine Tankstelle ist ein Bezugspunkt für die breite Bevölkerung. Wer hat dort nicht schon einmal einen Termin gemacht? Wer hat sich nicht schon einmal verlaufen und sich an einen Tankwart gewandt, um nach Informationen zu fragen? Wer hat nicht schon einmal eine Tankstelle als einen besonderen Ort oder eine Touristenattraktion bezeichnet? Eine bestimmte Tankstelle hat sich in den Medien einen Namen als Ort gemacht, an dem man alles oder jede Art von Information finden kann.

Um die beschriebenen Situationen zu verstehen, ist es notwendig, einige der methodischen Aspekte der Forschung zu beschreiben, die sich auf die Herangehensweise an Manager und Arbeitnehmer, die Zulassungskriterien und die individuellen und klinischen Datenerfassungsinstrumente beziehen.

Die Tankstellen wurden nach ihrem Standort und ihrer Flagge ausgewählt, was bedeutete, dass sie nur von Händlern bestimmter Raffinerien, die mit ihrer Marke verbunden sind (Shell - Shell-Händler, Petrobrâs - Petrobrâs-Händler usw.), kaufen und beziehen konnten, was eines der Zulassungskriterien für Tankstellen war. Die erste Kontaktaufnahme erfolgte direkt mit den Verantwortlichen, da diese ihre Mitarbeiter zur Verfügung stellen mussten, um die ihnen gestellten Fragen zu beantworten. Das Projekt wurde vorgestellt und alle Punkte wurden klar und einfach erklärt:

• würde keine Überwachung des Betriebs zu Inspektions- und Kontrollzwecken bedeuten;

• Ich würde ein Protokoll führen und Ansprechpartner zur Beantwortung etwaiger Fragen angeben;

• Sie hätte nicht den Charakter einer Bestrafung des Betriebs oder eines Mitarbeiters, der nicht mitmachen wollte;

• keine zusätzlichen Kosten für die Tankstellen und/oder die Beschäftigten entstehen würden;

• der Eingriff würde so minimal wie möglich sein, um die Routine der Stelle nicht zu stören;

• Der Zeitplan für die Forschungstage, an denen die Mitarbeiter teilnehmen können, wird vom Eigentümer/Geschäftsführer selbst festgelegt, um den Arbeitsablauf nicht zu stören;

• das Team würde sich an die Zeiten und Tage anpassen, die für Interviews und Abholungen zur Verfügung stehen;

• eine Garantie, dass alle zu erfassenden Informationen vertraulich behandelt werden;

• für die Befragungen und die Blutentnahme muss ein reservierter Platz zur Verfügung gestellt werden;

• Die Arbeitnehmer brauchten nicht zu reisen, um die Tests durchführen zu lassen:

Das Team kam mit allen notwendigen Einrichtungen zu ihnen.

Für die Arbeitnehmer war es notwendig, die folgenden Aspekte hervorzuheben:

- Relevanz des Projekts und der durchzuführenden kostenlosen Untersuchungen
- Gewährleistung der Vertraulichkeit der erhaltenen individuellen Daten und Informationen
- eine Garantie, dass es bei der Beantwortung der Vorstellungsgespräche keine Vergeltungsmaßnahmen und/oder Belästigungen seitens der Leitung der Stelle gibt, wie zuvor vereinbart;
- die Menge an Blut, die entnommen würde, würde von Ihrem Körper nicht benötigt werden;
- die Möglichkeit, eine "private Konsultation" mit einem Arzt an ihrem Arbeitsplatz durchzuführen;
- jederzeit aus der Forschung aussteigen konnten, ohne in Verlegenheit zu geraten;
- alle biochemischen und Blutbild-Tests würden innerhalb von 1 Woche nach der Entnahme geliefert und die übrigen, sobald sie fertig sind

Die Arbeitnehmer wurden während ihrer Arbeitszeit einzeln angesprochen. Alle Arbeitnehmer, die an der Untersuchung teilnehmen wollten, wurden befragt, unabhängig von ihrer Rolle im Arbeitsprozess an der Tankstelle. Es oblag den Eigentümern und/oder Managern, ihre Zustimmung zur Bewertung der Arbeitsabläufe zu geben und die Mitarbeiter für das Projekt freizustellen. Alle Teilnehmer mussten gemäß der brasilianischen Gesetzgebung volljährig sein, d. h. über 18 Jahre alt. Alle, die sich zur Teilnahme bereit erklärten, lasen und unterschrieben die Einverständniserklärung.

Instrumente zur Datenerhebung

Die Befragungen umfassten zwei Fragebögen, einen individuellen mit zwei Modulen: soziodemografische Merkmale und Informationen über die berufliche Exposition; den anderen mit klinischen Aspekten, der von geschulten Ärzten durchgeführt wurde und eine klinische Bewertung umfasste, einschließlich der Hauptbeschwerden, Anzeichen und Symptome, die berichtet wurden, und folgende Module enthielt:

- MODUL 1: Anamnese, aktuelle pathologische Anamnese und Reproduktionsanamnese

- MODUL 2: Lebensstil: Rauchen, Alkoholkonsum, Konsum anderer psychoaktiver Substanzen

- MODUL 3: Familiengeschichte;

- MODUL 4: Anzeichen und Symptome von selbstberichteten Krankheiten.

Forschungsberichte

Die Interviews fanden an den Tankstellen selbst während der Arbeitszeit der Angestellten statt, zwischen einer Tätigkeit und einer anderen. Wenn sich die Mitarbeiter in nicht abgedeckten Bereichen aufhielten, um zu tanken, Reifen aufzupumpen, Autos zu waschen, Öl zu wechseln oder Fahrzeuge zu warten, war das Team vor Ort und führte die Interviews in der Sonne oder im Regen durch. Die unterschiedlichsten und ungewöhnlichsten Orte, an denen die Interviews durchgeführt wurden, waren: in der Nähe der Zapfsäulen (an den meisten Tankstellen), in der Videothek der Tankstelle, im Wareneingangsraum, im Ofenraum des Convenience Stores, auf einem Parkplatz, in der stillgelegten Autoverkaufsstelle, im *Düsenölraum* einiger Tankstellen, im Lagerraum des Convenience Stores.

Bei der Befragung der Ärzte war aufgrund der klinischen Probleme, mit denen sie zu tun hatten, eine größere Privatsphäre erforderlich. Zu diesem Zweck sorgten die Manager und/oder Eigentümer der Tankstellen für ein privateres Umfeld, was jedoch nicht bedeutete, dass es auch geeigneter war. Nur in 3 der 11 teilnehmenden Tankstellen war es möglich, ein angenehmeres Umfeld für die klinischen Interviews zu schaffen (in der Videothek, im Büro der Hauptgeschäftsstelle, in einem stillgelegten Autoverkaufsraum).

Der Aufenthalt des Teams an der Tankstelle richtete sich nach der Anzahl der für den Tag geplanten Interviews, die sich nach dem Arbeitsablauf der Mitarbeiter richtete, um deren Tätigkeit nicht zu gefährden.

Zielgruppen

Im Umfeld einer Tankstelle kann man die vielfältigen Aufgaben der Beschäftigten beobachten, die sich je nach den während ihrer Arbeit durchgeführten Verfahren unterscheiden. Unabhängig vom Geschlecht übt jeder seine Tätigkeit entsprechend seiner Position an der Tankstelle aus.

Wir werden die Haupttätigkeiten jeder Gruppe von Mitarbeitern und die Kommentare des Beobachters zu den Praktiken im Zusammenhang mit diesen Arbeitsprozessen beschreiben.

Frontmann*: Der Hauptangestellte einer Tankstelle. **Er ist an** allen Tankstellen immer in größerer Zahl vorhanden. Dieser Mitarbeiter ist für zahlreiche Tätigkeiten zuständig, wie zum Beispiel die unten beschriebenen:

S Tanken aller angebotenen Kraftstoffe (Normal- und Zusatzbenzin, Ethanol, CNG und Diesel).

S Umgang mit Zapfsäulen: Hier geht es darum, den Zapfschlauch an das Fahrzeug anzuschließen und die vom Kunden gewünschte Tankmenge zu kontrollieren;

S Erledigung von Kassenaufgaben, einschließlich Geldannahme, Durchziehen von Karten, Herausgabe von Wechselgeld und Führen der Tagesbilanz;

S Sonstige Tätigkeiten: Kalibrieren von Reifen mit Hilfe einer Luftpumpe und eines Barometers, um den für den Fahrzeugtyp erforderlichen Druck zu messen; Prüfen und Nachfüllen von Wasser und Öl in Pkw und Lkw; Waschen von Pkw und Lkw; Überwachen des Entladens von Kraftstoff; Messen von unterirdischen Tanks; Reinigen von Büros, Toiletten und anderen Bereichen von Tankstellen; Achten auf die Pflege und Sauberkeit der in Tankstellen verkauften Materialien; Achten auf die Pflege und Sauberkeit von Instrumenten, Ausrüstung und des Arbeitsbereichs.

Wenn die Tankstelle auf den Plattformen einen Ölwechsel anbietet, kommt diese Tätigkeit zu den anderen hinzu. Es ist zu beachten, dass die Arbeitnehmer bei diesem Service einer Vielzahl von Stoffen ausgesetzt sind, darunter Lenkungsöle,

Getriebeöle, Kühlerwasser und Bremsflüssigkeiten.

Fahrspurleiter oder **Vorarbeiter**. Neben allen Tätigkeiten, die zu den Aufgaben von Tankwarten gehören, haben diese Angestellten auch andere Aufgaben, die sie stärker belasten als andere Angestellte. Dazu gehören

S Starker Autoempfang: Empfang oder Versand von Bargeldpaketen, wenn die Post eine hohe Abholung hat;

S Entgegennahme des Tankwagens mit der wöchentlichen Kraftstoffladung: Diese Tätigkeit erfordert, dass der Betriebsleiter (Streckenmeister) die Fächer des Tankwagens öffnet, die Kraftstoffe abliest und die angeforderte Menge überprüft;

J Entnahme von Proben, um die Qualität des Kraftstoffs im Tankwagen zu beurteilen: Entnahme von Proben (1 Liter), um die Qualität des Kraftstoffs in jedem Abteil des Tankwagens zu analysieren, wobei die Analyse an der Tankstelle selbst durchgeführt wird.

J Lagerung der Kraftstoffproben: Nach der Entnahme der Proben werden diese in dunklen Pet-Flaschen mit einem Fassungsvermögen von 1 Liter gelagert. Die Flaschen werden in einem speziellen Bereich für dieses Verfahren gelagert;

J Kontrolle der Zapfsäulen: Ein Verfahren, das von der Nationalen Erdölagentur (ANP) an Tankstellen durchgeführt wird. Bei diesen Kontrollen wird ein Behälter mit einem Fassungsvermögen von 20 Litern verwendet, den alle Tankstellen haben müssen und der vom INMETRO (Nationales Institut für Metrologie, Normung und industrielle Qualität) ordnungsgemäß geeicht ist. Der Behälter ist mit einer Messskala versehen, die Ihnen anzeigt, wie viel Sie getankt haben. Eine Abweichung von 100 mL mehr oder weniger wird von der ANP akzeptiert. Der Kunde kann den Geschäftsführer oder Vorarbeiter bitten, die eingefüllte Menge zu überprüfen. In diesem Fall wird derselbe 20-Liter-Behälter wie oben verwendet, wodurch gewährleistet ist, dass der Verbraucher überprüfen kann, ob die getankte Menge mit der bezahlten Kraftstoffmenge übereinstimmt, wodurch Betrug vermieden wird.

J Elektronische oder manuelle Ablesung der unterirdischen Tanks: Der

Tankstellenbetreiber oder der Vorarbeiter überprüft die Kraftstoffmenge in den unterirdischen Tanks der Tankstellen. Diese Ablesung kann manuell mit einem Lineal oder elektronisch erfolgen. Bei der manuellen Ablesung mit dem Lineal führt der Tankstellenbetreiber oder der Vorarbeiter ein etwa 5 m langes Lineal in jeden unterirdischen Tank der Tankstelle ein. Anschließend muss er es schnell wieder herausziehen, um die Kraftstoffmarkierungen auf dem Lineal zu überprüfen, die Ablesung vorzunehmen und die Werte in speziellen Tabellen zu erfassen. Bei dieser Art von Verfahren sind diese Mitarbeiter in der Regel ohne jegliche Ausrüstung, wie z. B. Handschuhe, um ihre Exposition gegenüber dem Kraftstoff zu minimieren. Die Messungen mit dem Lineal werden zu Beginn eines jeden Arbeitstages und auch nachmittags vorgenommen, wenn die Betriebsleiter/Gleismeister ihre Schicht wechseln. Wenn jedoch ein weiterer Tankwagen an der Tankstelle eintrifft, wird eine neue Ablesung vorgenommen, um die Kraftstoffmenge zu überprüfen, mit der die Tankstelle gefüllt werden kann. Bei der elektronischen Ablesung wird an der Tankstelle ein Gerät verwendet, das diese Ablesung elektronisch und regelmäßig vornimmt. In diesem Fall ist der Arbeiter weder dem Kraftstoff noch seinen Dämpfen ausgesetzt.

Schmierer: Neben fast allen Aufgaben des Tankwarts sind diese Arbeitnehmer direkter an der Fahrzeugwartung beteiligt: Kontrolle von Wasser und Öl, Schmieren von Motoren, Handhabung von Teilen des Motorenzubehörs mit verschiedenen Substanzen, Verkauf von Produkten, Öl- und Fettwechsel, Ölwechsel auf Plattformen, Reinigung von Motoren und andere Aufgaben.

Convenience-Store-Mitarbeiter: Sie sind für den Verkauf der von der Tankstelle angebotenen Dienstleistungen zuständig. Je nach Flagge und Standort gehören sie der Tankstelle an. Diese Mitarbeiter üben verschiedene Funktionen aus, wie z. B. die Bedienung der Kunden, das Kassieren, die Zubereitung von Snacks, die Sauberhaltung des Ladens, die Einhaltung des Verfallsdatums der Produkte, die Kontrolle der Bestände, die Ausstellung von Einkaufs- und Verkaufsrechnungen usw. In der Praxis sind folgende Tätigkeiten zu beobachten: Verkauf verschiedener

Snackprodukte (einschließlich belegter Brötchen, Leckereien, kleiner Mahlzeiten); Verkauf von Getränken (einschließlich alkoholischer Getränke); Verkauf von Zigaretten und verschiedenen Tabakwaren; Verkauf von Reinigungs- und Hygieneprodukten. Außerdem gibt es einen Bankschalter für kleine Transaktionen, einen DVD-Verleih und andere Produkte. Von den 11 Tankstellen, die in das Projekt einbezogen wurden, verfügte nur eine nicht über einen Shop.

Von Tankstellenmitarbeitern verwendete Arbeitsmittel

An Tankstellen gibt es eine Vielzahl von Geräten, die für den Arbeitsprozess verwendet werden. Es ist zu beachten, dass die Ausrüstung je nach Marke der Tankstelle und den individuellen Arbeitsbedingungen der einzelnen Betriebe variieren kann. Es sollte betont werden, dass es sich bei den hier aufgeführten Geräten um solche handelt, die der Beobachter sehen kann und zu denen er Zugang hatte.

S **Tankanzeige**: 20 Liter Fassungsvermögen mit Milliliter-Skalenanzeige. Die Anzeige kann von jedem Kunden angefordert werden, der dies beim Betanken seines Fahrzeugs wünscht. Diese Anzeige wird auch bei ANP-Kontrollen verwendet. Der Forscher war Zeuge eines Besuchs der ANP, hat aber während seiner Zeit an den Tankstellen nie eine solche Anfrage von Kunden beobachtet.

J **Einzelne Kraftstoffpumpe**: Hat nur eine Zapfpistole für eine (1) Kraftstoffart, normalerweise Diesel oder CNG;

J **Mehrfachzapfsäule**: Verfügt über mehr als eine Zapfpistole zum Betanken. In der Regel für Ethanol, Normalbenzin und additiviertes Benzin (Supra, Master, Premium, je nach Marke der Tankstelle);

J **Elektronische Zapfsäule**: Die Betankung wird vollständig verwaltet und für die vom Kunden beim Tanken angeforderten Beträge (R$) oder Liter Kraftstoff programmiert;

J **Zapfpistole**: Diese kann manuell oder automatisch sein. Heutzutage haben die meisten Tankstellen eine automatische Zapfpistole. Die automatische Zapfpistole verriegelt in einigen der folgenden Situationen: wenn der Tank aufgefüllt wird; in der vom Kunden gewünschten Menge (R$) und in der gewünschten Literzahl Kraftstoff. Bei diesem Pumpentyp ist es nicht erforderlich, dass der Tankwart den Schlauch während des Tankens festhält. Bei der manuellen Zapfpistole kontrolliert der Tankwart die angeforderte Kraftstoffmenge mit dem Auge.

J **Auffangrinnen um die Betankungsspur**: Alle Tankstellen verfügen über Rinnen, die sich über die gesamte Länge der Tankstelle erstrecken. Sie dienen dazu, Leckagen oder Verschüttungen einzudämmen, die beim Betanken, bei der Wartung der Fahrzeugmotoren oder beim Entladen des Tanklastzugs auftreten können, und können auch das Abwasser aus der Fahrzeugwäsche aufnehmen. Diese Abwässer werden in Wasser- und Ölabscheider geleitet.

J **Öl- und Wasserabscheiderbox:** Sie nimmt Abwässer aus der Fahrzeugwäsche, aus Leckagen oder Verschüttungen beim Betanken oder Entladen von Tankwagen sowie Abfälle aus der Wartung von Fahrzeugmotoren auf. In diesen Tanks werden Wasser, Öl und Kraftstoffnebenprodukte getrennt, bevor sie in die Kanalisation gelangen. Diese Wartungs- und Reinigungsarbeiten werden derzeit von spezialisierten Unternehmen durchgeführt.

J **Kompressor und Kalibrator**: Geräte zum Kalibrieren von Auto-, Motorrad-, Fahrrad- und LKW-Reifen. Die Verwendung dieser Geräte durch Mitarbeiter und Kunden wurde bei zahlreichen Gelegenheiten beobachtet.

J **Sonden und Dichtemessgeräte**: Diese Geräte werden bei der Ankunft des Tankwagens eingesetzt, wenn der Streckenwärter den Kraftstoff vom Lkw abholen muss, um die Qualität und Reinheit des Kraftstoffs zu analysieren.

J **Lineal zum Ablesen von unterirdischen Tanks**: Es handelt sich um ein ca. 5 m langes Messlineal, mit dem Sie die Kraftstoffvorräte in den unterirdischen Tanks von Tankstellen überprüfen können.

J **Reinigungsutensilien**: Eimer, Abfalleimer, Gießkannen, Wischer, Tücher, Waschlappen, Besen, Abzieher usw.

44

ARBEITSUMGEBUNG:

Im Folgenden sind einige der Aufgaben aufgeführt, die der Forscher während seiner Feldforschung und während seiner Interaktion mit den Arbeitnehmern während des Projekts beobachtet hat. Die meisten der in diese Studie einbezogenen Arbeitsplätze boten keine angenehmen Hygiene- und Arbeitsbedingungen für ihre Mitarbeiter. Der Arbeitstag wird ohne Pause und immer im Stehen absolviert. Die Arbeitszeiten variieren zwischen 10 und 12 Stunden pro Tag, mit einem freien Tag pro Woche und einem Tag im Monat am Wochenende. Die Beschäftigten arbeiten im Freien und sind nur dann vor der Witterung geschützt, wenn sie eine Art Überdachung haben.

Persönliche Schutzausrüstung

Die Arbeitskleidung besteht aus einer langen Hose (oft mit Reflektor), einer Bluse, einer Weste mit Reflektor, einem Erkennungsschild und einer Mütze. Unterschiedlich sind die Kennzeichnung mit der Tankstellenflagge und die verschiedenen Funktionen bei der Arbeit. Sie kann auch Folgendes umfassen: eine wasserdichte Schürze für Mitarbeiter, die Fahrzeuge waschen, und eine Schürze für Mitarbeiter, die Öle und Flüssigkeiten in Autos wechseln. Für Manager oder Fahrspurmanager gilt eine andere Uniform (Hemd und Hose), aber diese Regel gilt nicht für alle Fahnen. Tankstellenpersonal trägt lange Hosen, eine Bluse, einen Ausweis, eine Mütze und eine Stoffschürze.

Was die Unversehrtheit der Uniformen anbelangt, so waren sie nicht immer neu, aber in einem guten hygienischen Zustand, wenn auch manchmal nass von Benzin oder Wasser vom Autowaschen.

Was das Schuhwerk anbelangt, so trug die Mehrheit der Arbeitnehmer geeignete Schuhe (Leder- oder Gummischuhe mit rutschfesten Sohlen). Weibliche Beschäftigte beschwerten sich darüber, dass ihnen größere Schuhe zur Verfügung gestellt wurden, und es gab auch einige Beschäftigte, die Turnschuhe und andere Hausschuhe trugen, aber dies waren Einzelfälle. Es werden häufig Mützen getragen, um die Sonneneinstrahlung an sonnigen Tagen zu minimieren. Es wurde beobachtet, dass die weiblichen Angestellten stets saubere Uniformen trugen, parfümiert waren, ihre

Nägel gemacht hatten und geschminkt waren. Nur an einer Tankstelle wurden zwei weibliche Tankwarte in kurzen Hosen beobachtet, was gesetzlich verboten ist und seit 2009 mit einer Geldstrafe für den Tankstellenbetreiber belegt ist (Gesetz 5605 vom 18. Dezember 2009). Diese Arbeiterinnen arbeiteten jedoch nicht als Tankwartinnen. Sie hatten die Aufgabe, Kaffee und Wasser zu servieren und Kuchen und Süßigkeiten zu verkaufen.

VERFAHREN, DIE WÄHREND DES ARBEITSPROZESSES DURCHGEFÜHRT WERDEN:

Während des Arbeitstages an Tankstellen führen die Beschäftigten einige Verfahren durch, die ihre Exposition gegenüber Benzol und seinen Derivaten häufig erhöhen können. In den meisten der untersuchten Tankstellen konnten wir bei einigen Verfahren, bei denen die Exposition gegenüber Kraftstoffen eindeutig und routinemäßig war, keine Ausrüstung finden, die die Exposition der Arbeitnehmer minimieren könnte. Diese sind es wert, hervorgehoben zu werden:

Verwendung eines Tuchs oder Flanells: Hierbei handelt es sich lediglich um ein Stück Stoff (Flanell oder was auch immer), das der Tankwart verwendet, um zu verhindern, dass beim Tanken Kraftstoff in die Autos der Kunden gelangt. Das Problem ist, dass dieses Tuch immer mit Kraftstoff benetzt ist und der Tankwart es meist in seinen Taschen, um den Hals oder auf den Zapfsäulen aufbewahrt.

Das Gesicht an das Auto des Kunden lehnen: Dieses Verhalten wurde immer dann beobachtet, wenn der Kunde sie bat, "den Tank bis zum Rand zu füllen". Um sicherzustellen, dass der Kraftstoff nicht zurückfließt, weil der Tank bereits voll ist, muss das Ohr des Tankwarts am Auto des Kunden "kleben", um das Auffüllen des Tanks zu "hören".

In den allermeisten Tankstellen sind die Versorgungsschläuche der Zapfsäulen mit einer automatischen Zapfpistole ausgestattet. Was bedeutet das? *Die automatische Zapfpistole* hat die Aufgabe, den Tankvorgang zu stoppen, wenn der Kunde die gewünschte Menge getankt hat oder wenn der Tank voll ist. Diese Funktion sollte das volle Vertrauen der Mitarbeiter wecken, aber die Realität sieht ganz anders aus. Das

Vertrauen in dieses Instrument ist nicht vorhanden. Dies führt dazu, dass die Tankwarte den Kraftstoffschlauch während des Tankvorgangs festhalten müssen, was ihre Exposition gegenüber den beim Tanken freigesetzten Gasen und den Hautkontakt mit den Kraftstoffen weiter erhöht.

Aufsaugen von Kraftstoff mit einem Schlauch: Diese Praxis kommt aus verschiedenen Gründen vor, der häufigste ist "aus Versehen". In diesem Fall hat der Kunde eine bestimmte Kraftstoffsorte verlangt und der Angestellte hat eine andere getankt, z. B. Benzin, obwohl es Ethanol hätte sein sollen. Die Aufgabe des Tankwarts bestand dann darin, den versehentlich getankten Kraftstoff "abzusaugen". Dazu benutzte er eine Art Schlauch, der in den Fahrzeugtank eingeführt und mit dem Mund angesaugt wurde, um den Kraftstoff "herauszuziehen". Das Problem bei dieser Vorgehensweise ist, dass die Rückführung des Kraftstoffs meist abrupt erfolgte und der Arbeiter nass wurde oder die ausgestoßene Flüssigkeit verschluckte.

Vor dem Tanken an der Motorhaube riechen: Das geschieht routinemäßig. Das Schnüffeln an der Motorhaube vor dem Tanken kann aus folgenden Gründen geschehen: um sicher zu sein, mit welchem Kraftstoff das Fahrzeug betankt werden soll (um ein späteres Ansaugen mit dem Kraftstoffschlauch aus dem Fahrzeug des Kunden zu vermeiden) und weil sie sich diese Gewohnheit im Laufe der Jahre angeeignet haben.

Durch Kraftstoff nasse Arbeitskleidung: Die Arbeitskleidung kann aus verschiedenen Gründen nass werden: Rückgabe von Kraftstoff aus Kundenfahrzeugen (voller Tank, bis zum "Mund" gefüllt); undichte Benzinschläuche, "Kraftstoffbad", Ansaugen von Kraftstoff mit einem Schlauch.

Autowäsche: Als diese Tätigkeit an Tankstellen eingeführt wurde, war sie auch mit dem Tanken verbunden. Nur wenige Tankstellen boten ihren Mitarbeitern Schürzen oder Umhänge an, so dass diese den ganzen Arbeitstag über völlig nass waren.

Verwendung von Paraffin zum Polieren von *Fahrzeugen: Bei* diesem Verfahren wird Paraffin nach dem Waschen aufgetragen, um Autos zu polieren. Für diese Tätigkeit wurden gewöhnliche Tücher verwendet. Ein Handschutz war nicht vorhanden, und es wurde festgestellt, dass das Paraffin in keiner Weise verdünnt wurde.

EREIGNISSE, DIE WÄHREND DES ARBEITSPROZESSES EINTRATEN

In der Umgebung einer Tankstelle kann es während der Arbeitszeit zu verschiedenen Verletzungen der Arbeitnehmer kommen. Dies sind externe Ereignisse, die wir noch als gelegentlich bezeichnen können.

J Raubüberfälle: An Tankstellen wird viel Geld umgeschlagen, das meiste davon in bar. Wer als Kassierer arbeitet, hat zusätzlich zu dem Geld, das in den Läden der Tankstellen zirkuliert, mit einer großen Menge Geld zu tun. Das Vorhandensein von Geldautomaten in den Geschäften begünstigt die Tat ebenfalls.

J Unfälle mit Fahrerflucht: Unfälle dieser Art sind aus verschiedenen Gründen keine Seltenheit: Autofahrer, die in eine Tankstelle einfahren, verringern oft nicht ihre Geschwindigkeit, manövrieren rücksichtslos und nutzen die Tankstelle unter anderem als Abkürzung durch den Stau.

J Brand oder Explosion: Ereignisse dieser Schwere können aus einer Reihe von Gründen eintreten, wie z. B.: Austritt von Treibstoffgasen während des Betankens oder Entladens des Tankfahrzeugs in Verbindung mit jeglicher Art von Funkenbildung (z. B. Benutzung eines Mobiltelefons, Anzünden von Zigaretten, Funkenbildung aus Fahrzeugmotoren usw.).

J Duschen oder Trunkenheit: Dieses Ereignis kann durch eine Art "Rücklauf" des Kraftstoffs beim Tanken eintreten. In diesem Fall fließt der Kraftstoff aus dem Tank des Fahrzeugs zurück und macht den Angestellten nass. Dies wurde an einigen der untersuchten Tankstellen beobachtet.

J Gasleck (CNG - Erdgasfahrzeug): Beim Betanken von Fahrzeugen mit CNG kann es zu Leckagen kommen. Die Gasschläuche haben kleine Ringe, die, wenn sie brechen, dazu führen, dass das CNG mit einem typischen lauten Geräusch entweicht und das gesamte Gas in die Umgebung der Tankstelle mit dem charakteristischen Geruch dieses Kraftstoffs entweicht und sich verteilt. Diese Lecks sind häufig und wurden während der Feldarbeit mehrmals beobachtet. CNG-Tanks explodieren auch beim Tanken, wahrscheinlich wegen mangelhafter Wartung des Fahrzeugs oder der Pumpe. Kürzlich starben zwei Kinder, weil sie im Auto saßen, als es explodierte. Es sei daran erinnert, dass es verboten ist, sich während des Tankvorgangs im Auto aufzuhalten (es gibt Schilder), aber die Leute halten sich nicht daran und es gibt keine Durchsetzung.

S Streitigkeiten mit Kunden : Die Arbeitnehmer berichten von Auseinandersetzungen mit Kunden aus verschiedenen Gründen: Verzögerungen bei der Rückgabe von Wechselgeld, Eile beim Tanken, Beschwerden über lange Warteschlangen und Wartezeiten, mangelnde Höflichkeit seitens der Kunden.

Verbrennungen: Die gemeldeten Verbrennungen stammen vom Umgang mit heißem Wasser am Kühler, vom Berühren des heißen Fahrzeugmotors oder von einem Ölwechsel auf einer Plattform. Auch andere Faktoren können zu Verbrennungen führen, aber dies waren die von den Forschern beobachteten.

S **Kraftstoffaustritt im Auto des Kunden: Ein** Vorfall, der gemeldet wurde, weil die Zapfpistole der automatischen Kraftstoffpumpe nicht richtig funktionierte und dadurch Kraftstoff in das Auto des Kunden auslief.

S **Kraftstoffaustritt an der Tankstelle:** Dies ist der Fall, wenn der Kraftstoffschlauch beim Wiederaufstecken auf die Kraftstoffpumpe gelegentlich nicht einrastet, was zu einem Kraftstoffaustritt an der Tankstelle führt.

DAS ARBEITSUMFELD WÄHREND DER UNTERSUCHUNG:

Die Mehrheit der untersuchten Tankstellen bietet den Feldforschern zufolge keine komfortablen Hygiene- und Arbeitsbedingungen für ihre Mitarbeiter.

Der Arbeitstag wird im Stehen verbracht. Während der Feldarbeit haben die Forscher zu keinem Zeitpunkt sitzende Arbeiter beobachtet. Es gab keine Bänke oder Stühle in den Tankstellen, sondern nur im Supermarkt und für die Kunden. Die Arbeitszeiten variieren zwischen 10 und 12 Stunden pro Tag, mit einem freien Tag pro Woche, der nicht festgelegt ist, und einem Tag im Monat am Wochenende. Die Arbeiter sind der freien Luft ausgesetzt, und nur wenn die Tankstellen über eine Art Überdachung verfügen, können sie sich vor den wechselnden Wetterbedingungen schützen, denen sie täglich ausgesetzt sind. Hier in Brasilien, und insbesondere in der Stadt Rio de Janeiro (RJ), wurde die Feldarbeit unter typischen Sommerbedingungen in Rio de Janeiro durchgeführt (ca. 40° C).

Bewertung des Arbeitsprozesses

Die Bewertung des Arbeitsprozesses basierte auf der Roadmap für die sanitäre Inspektion von Arbeitsumgebungen und Prozessen an Tankstellen (PRCV), **die** vom Gesundheitsamt des Bundesstaates Bahia (SESAB), der Oberaufsichtsbehörde für Gesundheitsüberwachung und -schutz (SUBVISA) (Direktion für Überwachung und Pflege der Gesundheit der Arbeitnehmer - DIVAST/ Regierung des Bundesstaates Bahia) herausgegeben und für unsere Untersuchung angepasst wurde. Die Roadmap besteht aus einer *Checkliste* mit mehreren Punkten, die die Beobachtung und Anpassung der Arbeitsumgebung an Tankstellen erleichtern soll. Es handelt sich um einen Fragebogen, der in mehrere Themen unterteilt ist. Im Folgenden werden nur einige als relevant erachtete Punkte beschrieben.

Einer der ersten Punkte auf dem Fahrplan betrifft die Beschaffenheit der Bereiche, der Arbeitsabläufe und der Ausrüstung sowie die Unterpunkte: angemessene Fahrbahn und Bodenbelag, Rückhaltekanäle rund um die Betankungsspur und angemessene Abdeckung der Tankstelle. Alle besuchten Tankstellen wiesen keine sichtbaren Risse, Spalten oder Unebenheiten auf, die zu Unfällen mit einfahrenden Fahrzeugen führen könnten. Alle beobachteten Tankstellen verfügten über Dachrinnen, die während des gesamten Zeitraums stets sauber waren. Die meisten Tankstellen hatten im Verhältnis zur Gesamtfläche der Tankstelle kleinere Dächer, so dass die überwiegende Mehrheit der Tankstellenmitarbeiter den Witterungseinflüssen schutzlos ausgeliefert war.

Weitere wichtige Punkte waren:

J **Automatische oder elektronische Zapfsäulen**: In allen untersuchten Tankstellen waren die Zapfsäulen automatisch und die Betankung war programmiert, aber nicht alle waren in einwandfreiem Zustand. Aufgrund dieser Bedingungen und des angewandten Verhaltens war es sehr üblich, die ständige Anwesenheit des Angestellten zu beobachten, der den Versorgungsschlauch hielt, ein Verfahren, das aufgrund des Pumpenmodells, das dieses Verhalten oder Verfahren nicht erfordert, vermieden werden sollte.

S **Automatische Zapfpistole:** Die automatische Zapfpistole blockiert in den oben beschriebenen Situationen, aber es wurde beobachtet, dass dieses Gerät nicht funktionierte: Es war kaputt oder musste gewartet werden. Diese Situationen führten nicht dazu, dass das Gerät außer Betrieb genommen wurde. Aufgrund dieser Umstände wurde die Betankung manuell vorgenommen. Diese Tatsache schmälerte das Vertrauen, das der Einsatz der Geräte erzeugen sollte, da berichtet wurde, dass routinemäßig Kraftstoff in die Fahrzeuge der Kunden zurückfließt und ausläuft.

S Düse **mit Spritzschutz oder Spritzschutz**: Dies wurde an keinem der untersuchten Arbeitsplätze beobachtet, und was noch schlimmer ist, die meisten Arbeitnehmer kennen dieses Werkzeug nicht. Was wir gesehen haben, war die improvisierte Verwendung von Tüchern, Waschlappen und sogar Schwämmen, um diese Aufgabe zu erledigen.

S **Verwendung von Flanell oder anderem Material zum Schutz vor Spritzern:** Wir haben beobachtet, dass ständig Flanell oder Stoffstücke zu diesem Zweck verwendet werden. Diese Praxis erleichtert den thermischen Kontakt mit dem Brennstoff.

S Ein weiterer Punkt, den es zu prüfen gilt, ist die Entladung der Kraftstoffe und die Qualitätsprüfung.

S **Entladen in einiger Entfernung:** Es wurde beobachtet, dass das Entladen meist an der Seite der Tankstellen, in der Nähe der Zapfsäulen und oft auch in der Nähe der Waschanlagen stattfand. Der Fußgänger- und Fahrzeugverkehr war immer normal, ohne Rücksicht auf dieses Ereignis.

S **Auffangrinnen um den Kraftstoffentladebereich:** Solche Rinnen wurden an allen untersuchten Tankstellen beobachtet. Sie ermöglichen es, dass Kraftstoff, der auf den Boden fällt, vom Wasser getrennt wird, bevor er in den Abfluss und in die Öl- und Wasserabscheiderbehälter gelangt. Während der Feldarbeit war es nicht möglich zu sehen, ob die Wasser- und Ölabscheider gereinigt und gewartet wurden, da die Deckel immer geschlossen und versiegelt waren. Die Arbeiter berichteten, dass diese Aufgabe immer von den Angestellten selbst durchgeführt wurde. An anderen Tankstellen gab es *bereits* Unternehmen, die diese Tätigkeit durchführten. Beide Vorgänge wurden nie beobachtet.

S **Sicherheitsverfahren beim Entladen**: Dies ist ein heikleres Verfahren im Hinblick auf die Exposition von Arbeitern, Kunden und der Bevölkerung in der Umgebung von Tankstellen, da die Dämpfe der verschiedenen Kraftstoffe im Tankwagen sehr stark entweichen. Die Ankunft des Lastwagens und das Abladen des Kraftstoffs wurden bei zahlreichen Gelegenheiten beobachtet. Nicht alle Tankstellen sperrten den Bereich, in dem der Lastwagen ankam, vollständig und sichtbar ab, wie es bei einem derart risikoreichen Vorgang erforderlich ist. Die Beschilderung bestand, wenn überhaupt, aus ein paar Hütchen, und Schilder mit den Hinweisen "Rauchen verboten" und "Gefahr in Verzug" waren selten zu sehen. Feuerlöscher waren während des Entladevorgangs nie in der Nähe des Lastwagens zu sehen. Auch die Uniform des Personals wird in diesem Punkt der Reiseroute berücksichtigt. Sowohl der Fahrer des Lastwagens als auch der für die Entgegennahme des Tankwagens zuständige Stationsmitarbeiter trugen stets Gummischuhe und die entsprechende Uniform.

Kennen die Arbeiter, die das Entladen begleiten, die schriftlichen Sicherheitsvorschriften für das Entladen? Im Allgemeinen sind es die Manager oder Vorarbeiter, die dies routinemäßig tun, aber wir haben mehrmals erlebt, dass Frentistas das Entladen des Tankschiffs durchgeführt haben. Es war nicht möglich zu beurteilen, ob sich die Arbeiter tatsächlich der mit dieser Tätigkeit verbundenen Risiken bewusst waren.

Probenlagerung und -ort: Alle Tankstellen lagerten Proben. Es gab mehrere Orte, zu denen wir Zugang hatten: den Maschinenraum, den *Jet-Öl-Raum* (wo die Autos der Kunden einen Ölwechsel erhalten), die Personaltoiletten, den Convenience Store und das Büro. Wir stellten fest, dass die zuvor entnommenen Proben in die Tanks der Tankstellen geworfen wurden, wenn eine neue Entladung ankam.

Ein weiterer Punkt, der im Fahrplan hervorgehoben werden sollte, ist die **Messung des Tankfüllstands, die sowohl die elektronische Messung als auch die Messung mit einem Lineal (manuell) umfasst.** Die meisten der untersuchten Tankstellen messen immer noch mit einem Lineal. Selbst diejenigen, die über ein elektronisches Gerät verfügen, messen noch mit einem Lineal, als ob sie die Werte "überprüfen" wollten.

Das Thema **HYGIENE UND KOMFORTBEDINGUNGEN** wird in der Roadmap entsprechend den folgenden Punkten der Roadmap näher erläutert:

S Sanitäre Einrichtungen für die Öffentlichkeit: Von allen besuchten Gesundheitszentren verfügte nur eines nicht über geschlechtergetrennte Toiletten. Um Zugang zu diesen Räumen zu erhalten, musste man in allen Zentren nach dem Schlüssel für die Tür fragen. Oft waren die Schlüsselanhänger in einem sehr unhygienischen Zustand. Die Toiletten waren meist schmutzig, es gab weder Papierhandtücher noch Seife oder Toilettensitze. Die meisten von ihnen befanden sich gegenüber den Tankstellen. In den meisten fehlten Abfalleimer und eine angemessene Belüftung, und es herrschte ein äußerst unangenehmer Geruch. Die Männertoiletten waren hygienisch schlechter als die Damentoiletten. Die Beleuchtung war angemessen.

Sanitäranlagen für Arbeitnehmer: Nach Geschlechtern getrennt. Die Hygienebedingungen waren in den Damentoiletten und in den Toiletten für die Büroangestellten besser, da diese die Reinigungsroutinen einhielten und für angemessene Hygiene sorgten. In den Männertoiletten für Gleisarbeiter waren die Hygienebedingungen schlecht: keine Papierhandtücher, keine Seife und kein Toilettensitz.

Umkleideräume: Nur wenige Dienststellen verfügten über einen Umkleideraum in einigermaßen hygienischen Bedingungen. In den meisten Fällen befanden sich die Umkleideräume in den eigenen Badezimmern der Mitarbeiter, ohne jegliche Privatsphäre. Es gab keine geeigneten Ablagemöglichkeiten für persönliche Gegenstände, keine Einzelspinde, keine wasserdichten Wände und Böden, keine Duschen, keine angemessene Beleuchtung und Belüftung. In den Umkleideräumen, zu denen wir Zugang hatten, wurden keine Duschen festgestellt.

S *Angemessener Platz für die Aufbewahrung und Zubereitung von Mahlzeiten*: Es wurde die Routine beobachtet, während der Arbeitszeit schnelle Snacks zuzubereiten. Die meisten Mahlzeiten wurden ohne Pause in der Nähe der Tankstellen eingenommen. An einer der Tankstellen konnten wir diese Zeit mit den Angestellten teilen. Der Raum war klein, schlecht beleuchtet und sehr heiß. Die Mahlzeiten wurden warm angeliefert. An dieser Stelle wurde die Essenspause eingelegt. An anderen Tankstellen wurden die Mahlzeiten an den unterschiedlichsten Orten eingenommen: rund um die Zapfsäulen, in den Autoduschen, in der Autowaschanlage, in der Autovermietung, in der Werkstatt, auf dem Dach der Tankstelle, wo einige Mitarbeiter wohnten, neben der Dusche auf der Rückseite der Tankstelle, auf dem Parkplatz, auf der Rückseite der Tankstelle, in einem Raum neben dem Parkplatz.

S *Trinkwasserversorgung*: Die Versorgung der Arbeitnehmer mit Trinkwasser wurde nicht beobachtet. An einigen Tankstellen kauften die Angestellten Wasser für ihren eigenen Verbrauch. Während der Zeit, die die Forscher an den Tankstellen verbrachten, wurden sie von den Arbeitern angewiesen, Wasser zu kaufen und nicht das an der Tankstelle angebotene Getränk anzunehmen.

S *Hygiene der Uniform durch den Arbeitgeber*: **eine** Praxis, die vom Forschungsteam nicht beobachtet wurde. Dies liegt in der Verantwortung des Arbeitnehmers.

KLINISCHER BERICHT

Sehstörungen waren die am häufigsten angegebenen Beschwerden, gefolgt von Gelenkbeschwerden, Veränderungen der Atemwege und Magen-Darm-Erkrankungen

(Abbildung 4). Bei den medizinischen Befragungen wurde bei einer 37-jährigen Arbeitnehmerin ein Fall von Hautkrebs festgestellt. Sie berichtete auch über zwei frühere Resektionen von Hautkrebs, eine auf der Nase und die andere auf dem Rücken. Trotz der bösartigen Läsionen in der Vorgeschichte arbeitete die Frau weiterhin 8 Stunden am Tag, 7 Tage die Woche als Tankwartin, eine Routine, die sie seit 14 Jahren ausübte. Bei der Befragung berichtete sie über Gelenkschmerzen, Kribbeln und Stress. Außerdem gab sie an, im dritten Trimester ihrer Schwangerschaft eine Fehlgeburt erlitten zu haben, ohne dass in ihrer Familie Krebs oder Fehlgeburten bekannt waren. Dieser Fall ist ein Beispiel für die Gesundheitsrisiken, denen Tankwarte ausgesetzt sind. Die chronische Exposition gegenüber BTEX in Verbindung mit der täglichen Sonneneinstrahlung stellt eine gefährliche Kombination für die Gesundheit dieser Arbeitnehmer dar (1,2).

Abbildung 4 - Die häufigsten Symptome/Erkrankungen bei Tankstellenarbeitern in der Stadt Rio de Janeiro - 115 Tankstellenarbeiter wurden in diese Studie einbezogen.

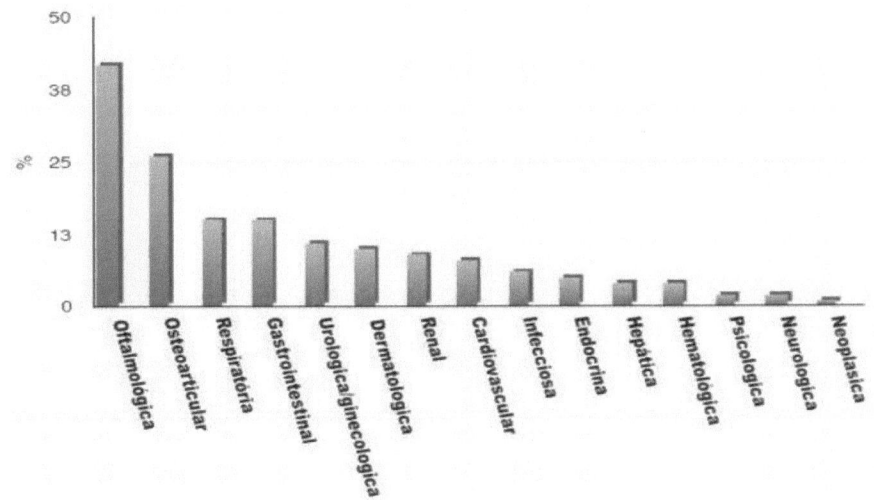

REFERENZEN

1. Adami G, Larese F, Venier M, et al.

Durchdringung von Benzol, Toluol und Xylolen, die in Benzinen enthalten sind, durch die menschliche Bauchhaut in vitro. Toxicol in vitro 2006 Dec;20(8): 1321-30.

2.   Cezar-Vaz MR, Rocha LP, Bonow CA *et al*. Risk perception and occupational accidents: a study of gas station workers in southern Brazil. Int J Environ Res Public Health. 2012 Jul;9(7):2362-77.

Kapitel 3 - Arbeitsbedingte Risiken an Tankstellen: eine Reise um die Welt

Fàbio Santiago

Maria Helena Ornellas

Gilda Alves

In diesem Kapitel beschreiben wir unsere Wahrnehmung von Risiken und einige Kuriositäten, die wir an Tankstellen auf der ganzen Welt beobachtet haben. Fotos von Tankstellen werden kommentiert, wobei die potenziellen Risiken der Arbeit als Tankwart oder für Kunden hervorgehoben werden. Auch die Verbindung zwischen dem Tankstellengeschäft und anderen kommerziellen Aktivitäten (Convenience Stores) wird diskutiert. Die Sammlung von Bildern und die entsprechenden Kommentare fanden in verschiedenen Ländern auf drei Kontinenten statt: Europa, Amerika und Asien (Abb. 5). Wir besuchten Tankstellen in Deutschland, den Vereinigten Staaten von Amerika, Indien, Indonesien, Thailand, Vietnam, dem Vereinigten Königreich und Kuba sowie im Bundesstaat Rio de Janeiro, Brasilien. Die Bilder wurden zwischen 2014 und 2015 aufgenommen.

Amerika

In einem gehobenen Viertel in Rio de Janeiro fanden wir gut ausgestattete Tankstellen. Die Tankwarte trugen Stiefel und ordentliche Uniformen. Convenience Stores, Restaurants, Geldautomaten und der Verkauf von Getränken sind regelmäßig mit Tankstellenaktivitäten verbunden (Abb. 6).

In den Vorstädten und ländlichen Gebieten des Bundesstaates Rio de Janeiro hingegen fanden wir Tankstellen ohne geeignete Dachabdeckungen, undurchlässigen Boden oder angemessene Wasserableitung. Außerdem wurden alte und unzureichende Pumpen sowie hektische Arbeiter ohne angemessene Uniformen beobachtet (Abb. 7).

In Kuba ist der Mangel an technischer Modernisierung besorgniserregend. Die Tankstellen sind sehr alt und verfügen über manuelle Zapfsäulen, die nur durch

Kurbeln betätigt werden. Die Tankwarte tragen keine Uniformen, und es gibt keine Wasserableitung und kein richtiges Dach (Abb. 8).

In den Vereinigten Staaten (Nevada) finden wir moderne Tankstellen. Es gibt fast keine Tankwarte mehr, und es werden Selbstbedienungstankstellen verwendet. Allerdings gibt es auch andere Aktivitäten wie Cafés, Convenience Stores und Geldautomaten (Abb. 9).

Abb. 5 - Weltkarte mit der Verteilung der besuchten Tankstellen

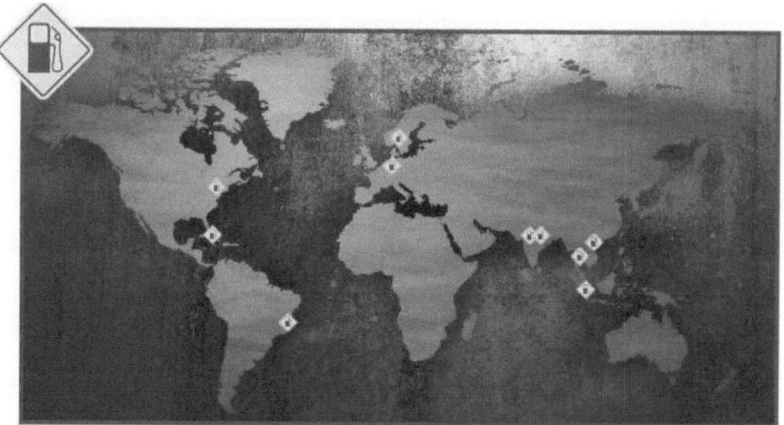

Abb. 6 - Tankstelle in einem wohlhabenden Viertel in Rio de Janeiro

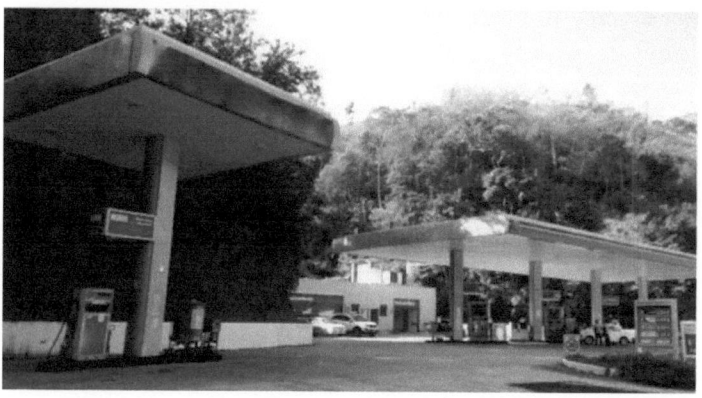

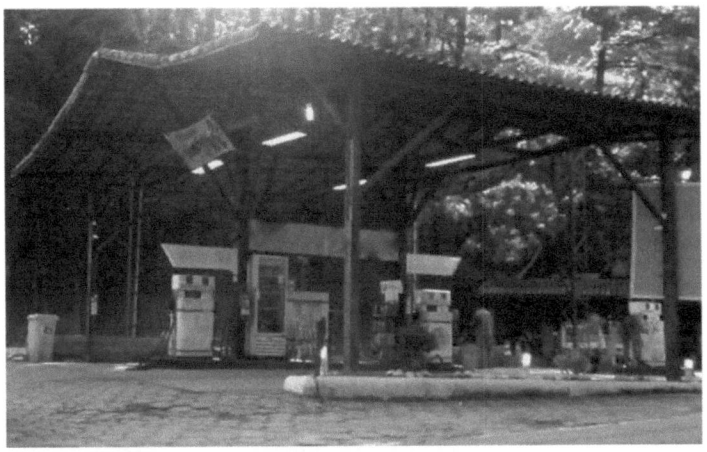

Abb. 8 - Tankstelle in Havanna, Kuba

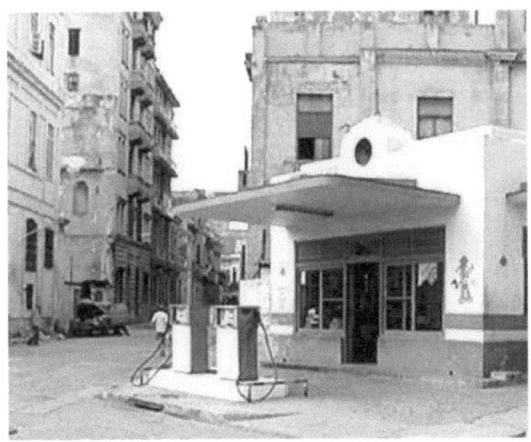

Abb. 9 - Tankstelle in der Stadt Reno, Nevada, USA.

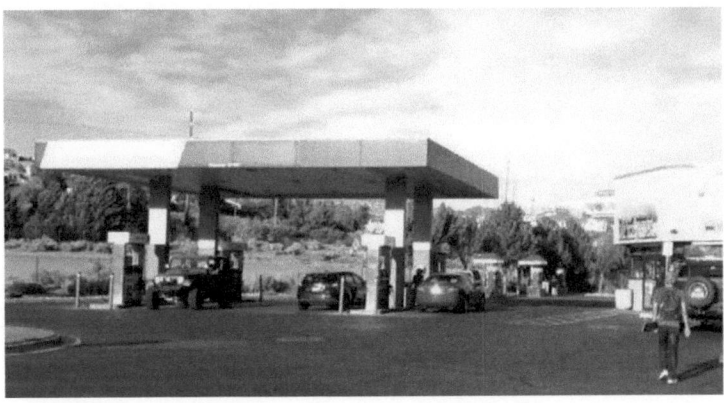

Asien

Wir besuchten Tankstellen in Indien, in den Städten Neu-Delhi, Agra und Varanasi. In Neu-Delhi konnten wir keine Verbindung zwischen Tankstellen und anderen kommerziellen Aktivitäten feststellen. Wir sahen jedoch, dass Benzin in kleinen Behältern verkauft wurde, ohne dass die Risiken dieser gefährlichen Praxis berücksichtigt wurden. In Abbildung 10a ist zu sehen, dass die Tankstelle ein kleines Dach und eine unzureichende Bodenentwässerung hat. Außerdem wurde festgestellt, dass die Tankwarte nicht ausreichend geschützt waren (Abb. 10b). In der Stadt Agra fanden wir gut ausgestattete Tankstellen am Straßenrand. Wir konnten keine Verbindung zu anderen kommerziellen Aktivitäten feststellen (Abb. 11). In der Stadt Varanasi hingegen fanden wir baufällige Tankstellen ohne undurchlässigen Boden und ohne Wasserableitung. Außerdem fanden wir Tankstellenwärter ohne angemessene Kleidung und ohne Verbindung zu Lebensmittelgeschäften (Abb. 12).

In der Stadt Bali (Indonesien) wurde in großem Umfang Treibstoff in unzureichender Form in Flaschen verkauft (Abbildungen 13a und b). Überraschenderweise fanden wir auch eine Zapfsäule in einem Souvenirladen

(Abb. 14). In der Werkstatt gab es keine Mindestsicherheitsbedingungen oder Feuerlöscher.

Allerdings fanden wir in wohlhabenden Vierteln auf Bali moderne Tankstellen, die den für die lokale Architektur typischen Dachstil bewahrt haben. Wir sahen keine Convenience Stores und auch keine Verkäufer in korrekter Uniform (Abb. 15).

In Vietnam haben die Tankstellen in der Regel kürzere Dächer (Abbildungen 16a und b), so dass die Tankwarte der Sonne ausgesetzt sind. Als zusätzliche Sicherheitsvorkehrung befinden sich die Zapfsäulen unter einem Feuerlöschsystem (rote Rohre), das im Falle eines Brandes Wasser über die Zapfsäulen abgibt (Abb. 17). Vor den Zapfsäulen befinden sich außerdem Eisenbarrieren (gelb und schwarz) zum Schutz vor einem möglichen Autoaufprall (Abb. 17).

In einer thailändischen Stadt fanden wir moderne Tankstellen mit großen Dächern,

Wasserabflusssystemen und abgedichteten Böden. Die Angestellten trugen geeignete Schutzkleidung, allerdings keine Schutzhandschuhe. Sie waren mit Lebensmittelgeschäften und Geldautomaten verbunden (Abb. 18).

Europa

In Deutschland wird das Tanken von den Kunden durchgeführt (Abb. 19). Wir sehen eine moderne Tankstelle mit angemessenen Sicherheitsstrukturen. Ja, es gibt Assoziationen mit Convenience Stores. Beachten Sie jedoch auf dem Bild, dass der Kunde beim Tanken keine Handschuhe getragen hat. Die Handschuhe werden jedoch von der Tankstelle kostenlos zur Verfügung gestellt.

In England, in der Stadt Hull, finden wir moderne Tankstellen mit entsprechenden Sicherheitsstrukturen, die jedoch mit Convenience Stores verbunden sind. An dieser Tankstelle gibt es eine Selbstbedienung, und die Bezahlung erfolgt innerhalb des Ladens (Abb. 20).

Schlussfolgerung

Überall auf der Welt, manchmal sogar innerhalb ein und derselben Stadt, gibt es große Unterschiede bei den Sicherheitsbedingungen an Tankstellen. In einigen Teilen der Welt haben Tankstellen ihre eigenen Merkmale und Eigenheiten, die weitgehend auf die lokale Kultur zurückzuführen sind. Es ist erwähnenswert, dass in den entwickelten Ländern Europas und der Vereinigten Staaten die Figur des Tankwarts nicht vorkommt. Leider sind die Sicherheitsbedingungen an Tankstellen in Entwicklungsländern wie Brasilien sehr unterschiedlich, und zwar sowohl in den zentralen Regionen als auch in den Vorstädten und ländlichen Gebieten des Landes. Außerdem ist festzustellen, dass in den meisten besuchten Ländern Tankstellen mit anderen kommerziellen Aktivitäten verbunden sind. Zusammenfassend lässt sich sagen, dass das Fehlen standardisierter Schutz- und Sicherheitsmaßnahmen weltweit sowohl für das Tankstellenpersonal (in den Ländern, in denen es sie gibt) als auch für die Verbraucher ein Gesundheitsrisiko darstellt.

Abb. 10a - Tankstelle in Neu-Delhi, Indien

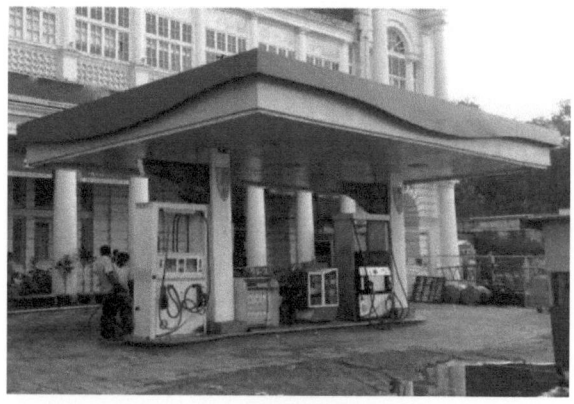

Abb. 10b -Tankstellenarbeiter verkauft Benzin aus einem Container, Neu-Delhi, Indien

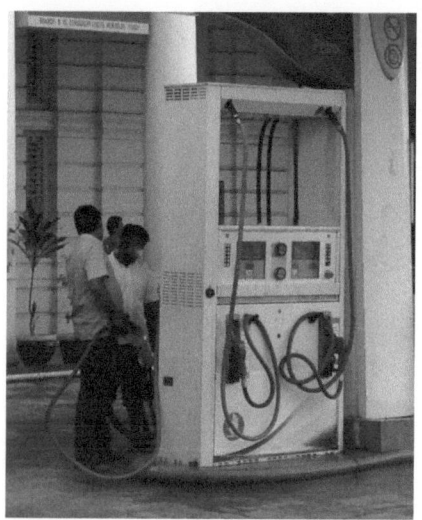

Vergrößerung des Bildes 10.

Abb. 11 - Tankstelle an der Autobahn auf dem Weg in die Stadt Agra, Indien

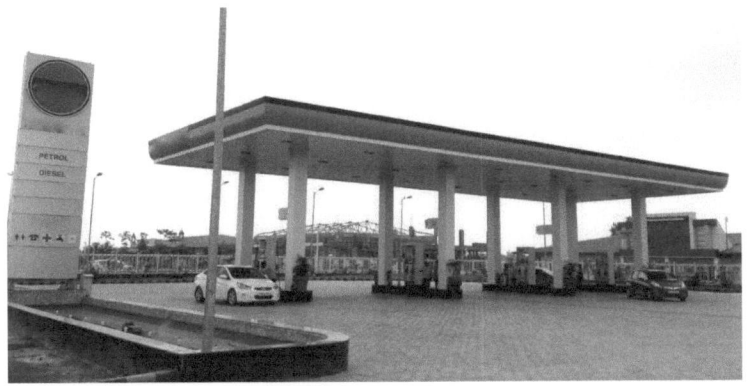

Abb. 12 - Tankstelle in Varanassi, Indien

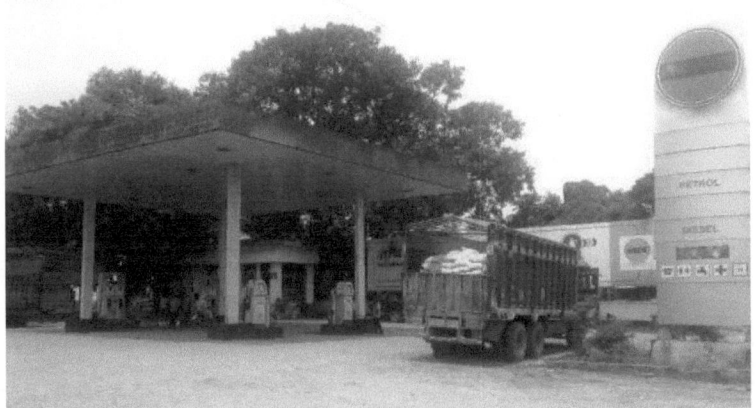

Beweise für den geschlagenen Lehmboden.

Abb. 13a - Der Verkauf von Benzin in Flaschen, Bali, Indonesien

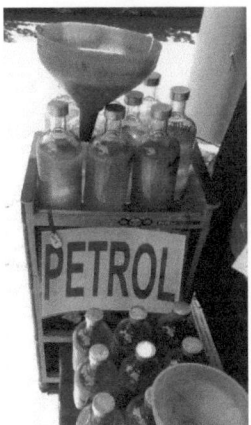

Abb. 13b -Der Verkauf von Benzin in Flaschen im ländlichen Bali, Indonesien

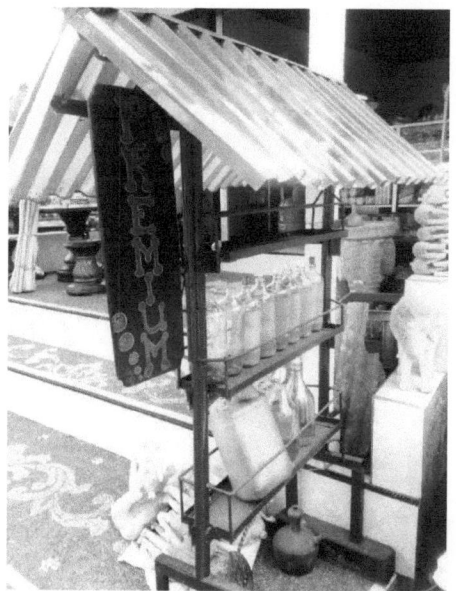

Abb. 14 - Eine Tankstelle vor einem Souvenirladen auf Bali.

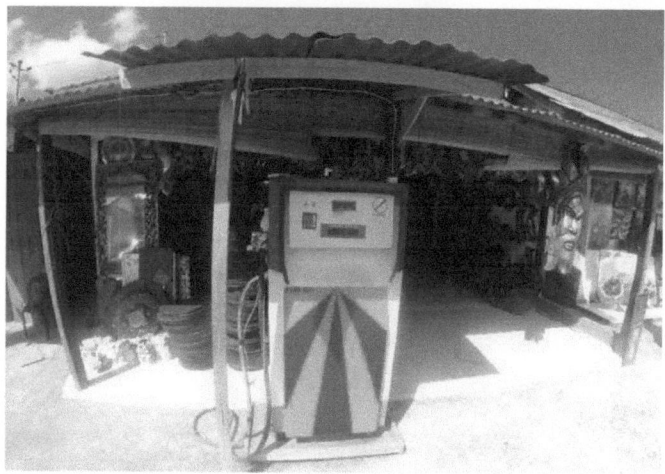

Abb. 15 - Tankstelle in Bali, Indonesien

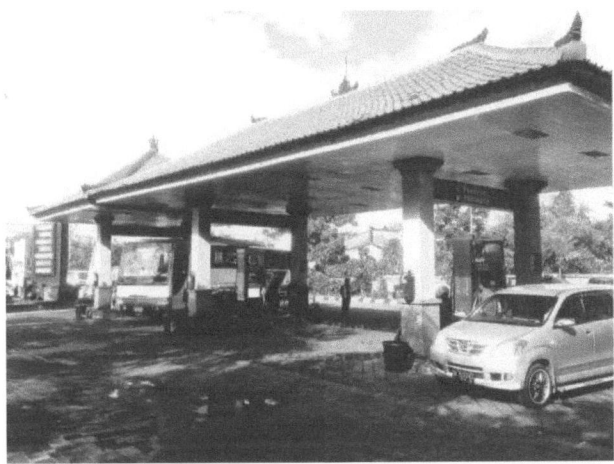

Abb. 16a - Tankstelle im ländlichen Ho Chi Minh Stadt, Vietnam

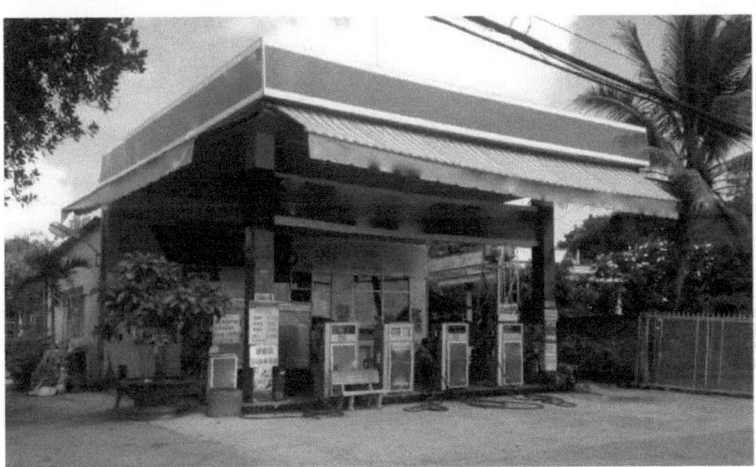

Abb. 16b - Tankstelle in Ho Chi Minh Stadt, Vietnam

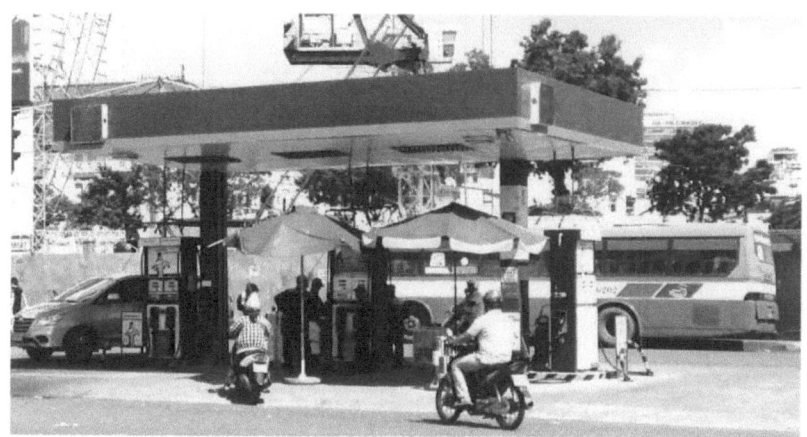

Abb. 17 - Tankstelle in Ho Chi Minh Stadt, Vietnam

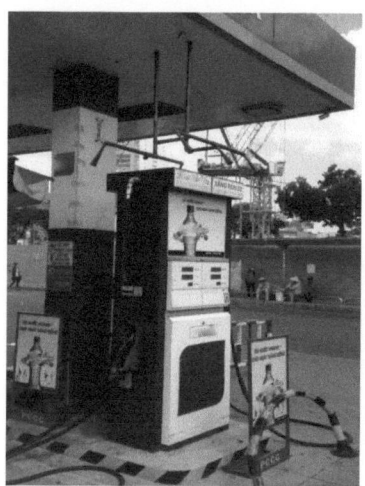

Beachten Sie die Schutzvorrichtungen (Balken) an der Pumpe gegen Feuer und Kollisionen.

Abb. 18 - Tankstelle in der Stadt Krabi, Thailand

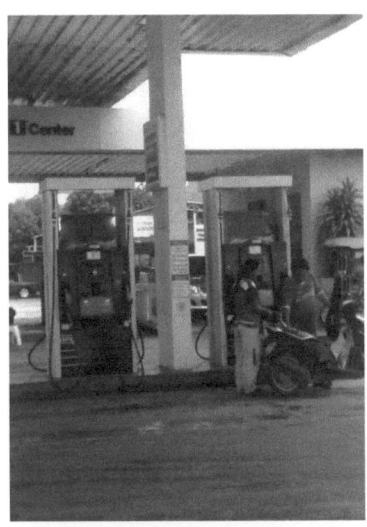

Abb. 19 -Verbraucher tankt sein Auto in Thüringen, Deutschland

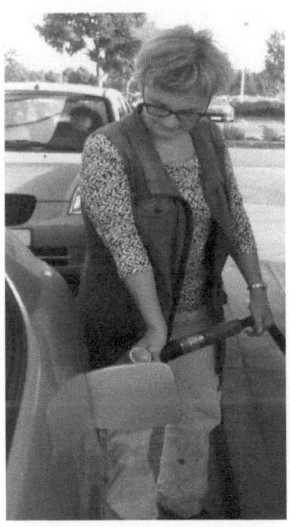

Abb. 20 - Tankstelle in der Stadt Hull, UK

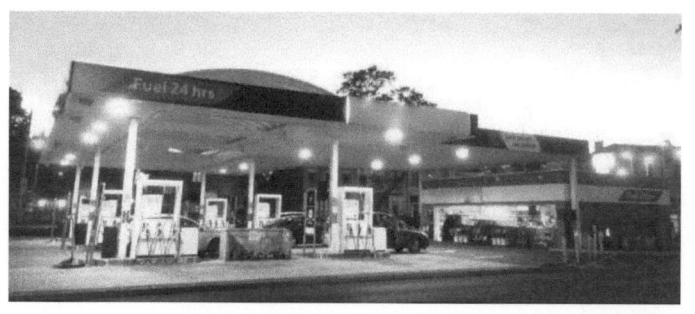

Kapitel 4 - Einfluss von genetischen Polymorphismen auf die Benzolbelastung

Mariana Chantre Justino

Genetische Polymorphismen

Polymorphismen sind Variationen in DNA-Sequenzen, die über das gesamte menschliche Genom verteilt sind und zu genetischer Variabilität zwischen Individuen führen können. *Ein Einzelnukleotid-Polymorphismus* (SNP) ist definiert als eine Variation einer stickstoffhaltigen Base an einer bestimmten Position in der DNA-Sequenz (1). SNPs treten in der Bevölkerung mit einer Häufigkeit von mehr als 1 % auf und kommen sowohl in nicht codierenden DNA-Regionen als auch in codierenden Regionen vor, wobei letztere zu Aminosäureaustauschen in der Polypeptidsequenz führen können (2). Das Auftreten bestimmter SNPs ist von großer klinischer Bedeutung, da sie mit chronischen und/oder degenerativen Krankheiten assoziiert sind und auch zu unterschiedlichen Fähigkeiten führen, chemische Verbindungen wie therapeutische Medikamente und krebserregende Stoffe zu metabolisieren (3-6). Da Benzol bekanntermaßen schwere Hämatotoxizität und andere bösartige Prozesse auslöst, ist die Identifizierung von Personen, die SNPs tragen, die die durch Benzolexposition induzierten Wirkungen modulieren können, von entscheidender Bedeutung für die präventive Toxikologie und auch für die Diagnose, Prognose und therapeutische Behandlung der anfälligsten Personen (7-13).

Polymorphismen in Stoffwechselgenen und die Bewertung der Anfälligkeit für benzolinduzierte Zellstörungen

Verschiedene Stoffwechselenzyme sind an den Prozessen der Bioaktivierung und Entgiftung von Benzol im Körper beteiligt. Die an der Metabolisierung (Phase I) beteiligten Enzyme wirken durch Oxidationsreaktionen und wandeln Xenobiotika in hochreaktive elektrophile Metaboliten um. Die Entgiftungsenzyme (Phase II) sind für die Inaktivierung der Produkte der Phase I verantwortlich, indem sie diese Metaboliten mit endogenen Substraten konjugieren (14-16). Zu den Enzymen, die an der Metabolisierung und Entgiftung von Xenobiotika beteiligt sind, gehören Cytochrom P450 2E1 (CYP2E1), Myeloperoxidase (MPO), NAD(P)H:Chinon-Oxidoreductase-1 (NQO1), Glutathion-S-Transferase (GST) und mikrosomale Epoxidhydrolase (mEH). Die enzymatische Bioaktivierung von Benzol ist für die hämatopoetische Dysfunktion verantwortlich, und diese Toxizität kann das Ergebnis der Produktion von phenolischen Metaboliten oder reaktiven Metaboliten sein, die aus der Öffnung des Benzolrings resultieren (17).

Die Cytochrom P450 (CYP)-Superfamilie, die vor allem in der menschlichen Leber vorkommt, ist für die oxidative Biotransformation verschiedener chemischer Verbindungen innerhalb der Zelle verantwortlich, darunter Steroidhormone und verschiedene Xenobiotika wie Arzneimittel und krebserregende Umweltstoffe. Beim Menschen sind etwa 60 Gene der CYP-Superfamilie zu finden, aber nur die Enzyme der CYP1-, CYP2- und CYP3-Familien sind an der Metabolisierung der meisten Xenobiotika beteiligt (18). Benzol wird zunächst in der Leber hauptsächlich durch Cytochrom P450 2E1 (CYP2E1) in phenolische Verbindungen umgewandelt (19-21). Das Enzym Myeloperoxidase (MPO) findet sich in hohen Konzentrationen im Knochenmark und ist für die Oxidation phenolischer Metaboliten zu reaktiven Chinonen und toxischen freien Radikalen verantwortlich (22-24).

Das Enzym NQO1 gehört zur Gruppe der Flavoproteine und ist am Entgiftungsprozess beteiligt, indem es NADH oder NADPH als Elektronendonator nutzt, um die Reduktion reaktiver Chinone zu katalysieren und so die Bildung reaktiver Sauerstoffspezies (ROS) zu verhindern, die verschiedene Biomoleküle schädigen können (2526). Die Isoenzyme GSTM1, GSTT1 und GSTP1, die zur Superfamilie der Glutathion-S-Transferasen (GST) gehören, führen eine Entgiftung durch, indem sie eine chemische Verbindung mit reduziertem Glutathion (GSH) konjugieren und so das Vorhandensein oxidierender Spezies in der intrazellulären Umgebung reduzieren. Einige klassische Xenobiotika, wie Phenobarbital und Benzo[alpha]pyren, sind in der Lage, die Aktivität des GST-Enzyms zu regulieren (27-28). Die Familie der mikrosomalen Epoxidhydrolasen (mEH) wirkt im

Biotransformationsprozess, indem sie durch Hydrolyse reaktive Epoxid-Zwischenprodukte in wasserlöslichere Diole umwandelt (29-30).

So können Polymorphismen in Genen, die Xenobiotika verstoffwechseln, das Gleichgewicht zwischen der Bioaktivierungs- und der Entgiftungsaktivität von Benzol beeinträchtigen und das Risiko der Entwicklung verschiedener Pathologien, insbesondere hämatologischer Störungen, erhöhen, da das Knochenmark das primäre Ziel von Benzolmetaboliten zu sein scheint (31-36). In einer in China durchgeführten Studie wurde der Einfluss von Polymorphismen in den CYP2E1-, MPO- und *NQO1-Genen* auf das Risiko der Entwicklung hämatologischer Schäden bei Schuharbeitern, die Benzol ausgesetzt sind, untersucht. Arbeiter, die die SNPs *MPO* -463GG (rs2333227) und *NQO1* 465C>T (rs4986998) trugen, zeigten eine signifikante Abnahme der Anzahl der weißen Blutkörperchen im Vergleich zu nicht exponierten Personen. Die SNPs *MPO* -463GG und *NQO1* 465C>T werden mit normaler bzw. verminderter Enzymaktivität in Verbindung gebracht und tragen daher zu der durch Benzol induzierten erhöhten Hämatotoxizität bei (37).

Die Rolle von SNPs in den NQO1-, EPHX-, *GSTT1-,* GSTM1-, MPO- und *CYP2E1-Genen* bei der benzolinduzierten Genotoxizität wurde bei 158 petrochemischen Arbeitern in Bulgarien untersucht. Die Autoren stellten fest, dass Einzelstrang-DNA-Brüche bei Personen, die variante Allele der Gene *NQO1* und *EPHX* trugen, doppelt so häufig waren. Die Deletion des *GSTT1-Gens* war mit einem Anstieg der DNA-Einzelstrangbrüche um 35-40 % verbunden. Darüber hinaus ergab die Kombination von NQO1-, GSTT1- und *EPHX-Genvarianten ein* deutlich höheres Niveau an DNA-Einzelstrangbrüchen (5,5 Mal höher) (38).

Fustinoni und Kollegen (2005) führten in Italien eine Fall-Kontroll-Studie durch, um den Einfluss von SNPs in den CYP2E1- und *NQO1-Genen* bei verschiedenen Kategorien von Arbeitnehmern, die Benzol ausgesetzt sind, wie Tankwarte, städtische Polizeibeamte und Busfahrer, zu bewerten. Tankstellenwärter waren am stärksten mit Benzol belastet. Bei der Analyse der Auswirkungen der SNPs auf die Biomarker der Benzolbelastung im Urin mit Hilfe der PCR-RFLP-Technik stellten die Autoren fest, dass die höchsten Werte von t, t-MA (trans, trans-Muconsäure) bei Personen gefunden wurden, die Variantenallele im *CYP2E1-Gen* (*RsaI* und/oder *DraI*) trugen. Darüber hinaus wurde der niedrigste Gehalt an U-Benzol bei Personen festgestellt, die das Variantenallel im *CYP2E1-Gen* (*RsaI*) trugen (39). In einer in Brasilien durchgeführten Studie wurde der Einfluss von 6 SNPs in Stoffwechselgenen auf die klinischen Befunde von 114 Tankstellenwärtern in der Stadt Rio de Janeiro untersucht. Die Gruppe der Tankwarte (72 Personen), die klinische Veränderungen aufwiesen, die auf eine Benzolexposition hindeuten, hatte eine höhere Häufigkeit der Genvariante *CYP2E1* 7632 T>A und von Null-Allelen für die Gene *GSTM1* und *GSTT1 im Vergleich zu* der Gruppe ohne nachweisbare klinische Veränderungen. Darüber hinaus stellten die Autoren fest, dass der *GSTM1-Null-Genotyp einen* Einfluss auf die klinischen Befunde im Zusammenhang mit der Benzol-Exposition hatte (OR = 5,131) (40). In einer anderen Studie wurden die Auswirkungen von Polymorphismen in den wichtigsten metabolisierenden Genen auf die Bildung von Mikrokernen in einer Gruppe von 70 Verkehrspolizisten in Italien untersucht. Eine hohe mEH-Enzymaktivität wurde mit einer geringeren Bildung von Mikrokernen in Verbindung gebracht, während der *GSTM1-Null-Genotyp* mit einer höheren Häufigkeit von Mikrokernen bei Männern korreliert war (41).

In einer Fall-Kontroll-Studie in China wurde der Beitrag von SNPs in den CYP2E1-, mEH- und *GST-Genen zur* Anzahl der weißen Blutkörperchen von 385 Schuhfabrikarbeitern, die Benzol ausgesetzt waren, untersucht. Die Autoren beobachteten eine signifikante Verringerung der Anzahl der weißen Blutkörperchen in der exponierten Gruppe im Vergleich zur Kontrollgruppe, insbesondere bei Personen, die den *GSTT1-Null-Genotyp*, den *GSTM1-Null-Genotyp* und homozygot für das *CYP2E1-Gen* (rs2031920, C>T und rs3813867, G> C) tragen (42). Eine andere Analyse, die dieselbe Gruppe von Arbeitnehmern einbezog, ergab, dass die Bildung von Mikrokernen bei Personen, die Benzol ausgesetzt waren und Variantenallele des *CYP2E1-Gens* (rs2031920, CT + TT und rs3813867, CC + GC) trugen, am stärksten war (43). All diese Daten deuten darauf hin, dass genetische Polymorphismen in metabolisierenden Genen erheblich zu den erhöhten hämatologischen Risiken im Zusammenhang mit Benzol-Exposition beitragen können.

Polymorphismen in DNA-Reparaturgenen und Benzol-Exposition: Rolle bei Hämatotoxizität und Leukämogenese

Das DNA-Molekül ist ständig Veränderungen durch endogene und exogene Stoffe ausgesetzt, die verschiedene Störungen in der Funktionalität der Zelle mit schädlichen Auswirkungen auf den Organismus auslösen können. Daher wird die Stabilität des Genoms ständig durch interne Kontrollmechanismen überwacht, um die Treue der genetischen Information zu gewährleisten (44-47). *DNA-Schäden* aktivieren eine intrazelluläre Signalkaskade, die spezifische DNA-Schadensreaktionsmechanismen (DDR) in verschiedenen Phasen des Zellzyklus reguliert (48-49). Mitotische Zellen sind jedoch nicht in der Lage, die DDR effizient zu aktivieren. Daher müssen die DNA-Reparaturmechanismen effizient sein, um zu verhindern, dass das Vorhandensein umfangreicher Schäden während der Mitose die genomische Instabilität erhöht (50).

DNA-Reparaturmechanismen sind im Laufe der Evolution hoch konservierte Prozesse, die die Stabilität des Genoms durch verschiedene Wege aufrechterhalten, die auf die Erkennung und Beseitigung verschiedener Arten von DNA-Schäden spezialisiert sind. Zu den wichtigsten DNA-Reparaturwegen beim Menschen gehören: die *Basen-Exzisionsreparatur* (BER), die *Nukleotid-Exzisionsreparatur* (NER), die *Mismatch-Reparatur* (MMR), die *homologe* Rekombination (HR) und die *nicht-homologe Endverbindung* (NHEJ). Der BER-Weg korrigiert stickstoffhaltige Basen in der DNA, die durch Oxidationsmittel, spontane Depurinationen und Methylierungen verändert wurden, und korrigiert einfache Brüche im Molekül. NER ist der vielseitigste DNA-Reparaturweg, der in der Lage ist, ein breites Spektrum von Schäden am Genom zu beseitigen, darunter UV-induzierte Photoprodukte, chemische Addukte, die das DNA-Molekül verzerren, und Querverbindungen. HR und NHEJ sind zwei unterschiedliche, aber miteinander verbundene Wege zur Reparatur von DNA-Doppelstrangbrüchen, bei denen es sich um potenziell genotoxische Läsionen handelt. Der MMR-Stoffwechselweg ist für die Beseitigung fehlgeleiteter stickstoffhaltiger Basen zuständig, die durch Desaminierung, Oxidation, Methylierung und Fehler bei der Replikation oder Insertion/Deletion entstehen (51-52). Verschiedene Erkrankungen oder Syndrome, einschließlich der Krebsprädisposition, werden mit einer Fehlfunktion der DNA-Reparaturwege in Verbindung gebracht. So sind beispielsweise Xeroderma pigmentosum (XP), Cockayne-Syndrom (CS) und Trichotodystrophie (TTD) genetische Erkrankungen, die mit Defekten im NER-Signalweg einhergehen, wobei XP-Patienten sehr anfällig für die Entwicklung von Hautkrebs sind (53-54). Keimbahnmutationen in den *BRCA1* */BRCA2-Genen*, die eine entscheidende Rolle bei der Reparatur von DNA-Doppelstrangbrüchen über den HR-Weg spielen, werden mit einer erblichen Veranlagung für Brust- und Eierstockkrebs in Verbindung gebracht (55-56). Darüber hinaus erhöhen erbliche Mutationen in den Genen *MLH1*, *MSH2* und *MSH6*, die am MMR-Reparaturweg beteiligt sind, das Risiko für erblichen nicht-polypösen kolorektalen Krebs (HNPCC) (57-58).

SNPs in DNA-Reparaturgenen werden ständig identifiziert, und es gibt immer mehr Hinweise darauf, dass sie eine wichtige Rolle bei der Karzinogenese spielen und möglicherweise prognostische und prädiktive Bedeutung haben (59-63). Reparaturmechanismen können auch eine wichtige Rolle bei der benzolinduzierten Genotoxizität spielen, da seine Metaboliten chemische Addukte und Doppelstrangbrüche in der DNA erzeugen (64-67). Daher kann die interindividuelle Variabilität in den Genen der DNA-Reparaturwege die Reparaturaktivität als Reaktion auf Benzol modulieren und zur genomischen Instabilität und Krebsprädisposition beitragen (68-69). Assoziationen zwischen SNPs in DNA-Reparaturgenen und dem Risiko einer benzolinduzierten Toxizität wurden mit der PCR-RFLP-Technik bei Personen mit beruflicher Benzolexposition in China untersucht. Die Ergebnisse zeigten, dass Personen, die das *XRCC1-Allel* 194Trp trugen, ein geringeres Toxizitätsrisiko aufwiesen als Personen mit dem *XRCC1-* *Genotyp* Arg/Arg. Im Gegensatz dazu wurde bei Personen, die das *XRCC1-Allel* 280His trugen, ein erhöhtes Toxizitätsrisiko beobachtet (70).

In einigen Studien wurde untersucht, wie SNPs in DNA-Reparaturgenen die benzolinduzierte Hämatotoxizität verändern können (71-72). Die Auswirkung von SNPs in Genen, die an verschiedenen DNA-Reparaturwegen beteiligt sind (*APEX1*, *hOGG1*, *NBS1*, *XPD*, *XRCC1* und *XRCC3*), auf die Bildung von Mikrokernen wurde bei 70 städtischen Verkehrspolizisten und 40 Beamten in Italien untersucht, die unterschiedlichen Mengen von Umweltbenzol ausgesetzt waren. Die Autoren stellten fest, dass die Häufigkeit von Mikronuklei bei Verkehrsaufsehern signifikant höher war. Die Autoren fanden jedoch keinen Zusammenhang zwischen den untersuchten Polymorphismen und der Häufigkeit von Mikrokernen (73).

Lan und Kollegen (2009) führten eine Studie durch, um den Einfluss von 1395 SNPs aus 411 Genen auf die Hämatotoxizität bei chinesischen Schuhfabrikarbeitern zu untersuchen, die Benzol ausgesetzt waren. Die Autoren fanden signifikante Korrelationen in den Genen *BLM*, *TP53*, *RAD51*, *WDR79* und *WRN*, wobei die SNPs in jedem Gen mit einer Verringerung der Anzahl der weißen Blutkörperchen bei den benzolexponierten Arbeitern verbunden waren, Hervorzuheben ist die Assoziation von SNPs im *BLM-Gen* (rs2270132 und rs16944894) mit einem signifikanten Rückgang der Granulozyten, der Gesamtanzahl der Lymphozyten, der CD4-T-Zellen$^+$ und CD8$^+$, der B-Zellen und der Monozyten. Andere untersuchte SNPs (*RAD51* [rs4924496], *WRN* [rs2725362], *TP53* [rs1042522] *und WDR79* [rs17885803]) waren hauptsächlich mit einem Rückgang der Granulozyten und CD4-T-Zellen$^+$ verbunden. All diese Ergebnisse deuten darauf hin, dass SNPs, die an der DNA-Reparatur beteiligt sind, eine entscheidende Rolle bei der Modulation der benzolinduzierten Hämatotoxizität spielen (74).

Die Exposition gegenüber Benzol wird mit einer Prädisposition für Krebs in Verbindung gebracht, insbesondere mit einem höheren Risiko für die Entwicklung von Leukämie und des myelodysplastischen Syndroms. Eine Studie ergab, dass Frauen mit beruflicher Benzolexposition, die den *BRCA2-Genotyp* (rs144848) tragen, ein höheres Risiko haben, an einem Non-Hodgkin-Lymphom zu erkranken, als nicht exponierte Frauen. Da das *BRCA2-Gen* für die Reparatur von Doppelstrangbrüchen in der DNA zuständig ist, könnte die Aminosäuresubstitution, die sich aus dem *BRCA2-Polymorphismus* (rs144848) ergibt, dazu beitragen, das Risiko für Non-Hodgkin-Lymphome im Zusammenhang mit beruflicher Benzolexposition zu verändern (75). Eine brasilianische Studie, die in der Stadt Rio de Janeiro durchgeführt wurde, untersuchte den Einfluss der Genvarianten *BRCA1/P871L*, *BRCA1/Q356R* und *BRCA2/N372H* auf die biologischen Auswirkungen der beruflichen Exposition gegenüber Benzol bei Tankstellenarbeiterinnen. Die Autoren stellten fest, dass die Arbeiterinnen eine höhere Konzentration von Monozyten und eine höhere Anzahl von Spontanaborten aufwiesen als die Kontrollgruppe ohne Benzolexposition. Die Autoren fanden jedoch keine signifikante Korrelation zwischen den analysierten SNPs und den klinischen Befunden (76).

Genetische Polymorphismen im Immunsystem und bei Zelladhäsionsmolekülen: Anfälligkeit für Benzol-induzierte Hämatotoxizität

Benzol und seine Metaboliten können viele zelluläre Prozesse wie Immunität, Entzündung und Hämatopoese beeinträchtigen (77). Daher können SNPs in Genen, die an diesen Prozessen beteiligt sind, die benzolinduzierte Hämatotoxizität beeinflussen. Lan und Kollegen (2005) untersuchten die Auswirkungen von SNPs in Zytokinen, Chemokinen und Zelladhäsionsmolekülen auf die Anzahl der weißen Blutkörperchen bei 250 Arbeitern, die Benzol ausgesetzt waren, und 140 nicht exponierten Kontrollpersonen. SNPs in *IL-1A* (-889 C>T), *IL-4* (-1098 T>G), *IL-10* (-819 T>C), *IL-12A* (8685 G>A) und *VCAM1*(- 1591 T>C) waren mit einer signifikanten Abnahme der Anzahl weißer Blutkörperchen bei den exponierten Arbeitern verbunden, mit besonderem Augenmerk auf die *VCAM1-Genvariante*, die mit einer Abnahme von B-Zellen, NK-Zellen (*natürliche Killerzellen*), CD4-T-Zellen[+] und Monozyten verbunden war (78). In einer anderen Studie wurde festgestellt, dass SNPs in den Genen *VCAM1* (rs3176867), *ALOX5* (rs7099684) und *MPO* (rs2071409) mit einer veränderten Anzahl weißer Blutkörperchen, insbesondere Granulozyten, Lymphozyten und Monozyten bei benzolexponierten Arbeitern in Verbindung gebracht wurden (79).

Die Auswirkung von SNPs in der Promotorregion des Tumornekrosefaktors alpha (TNF-alpha) auf die Entwicklung von Knochenmarkanomalien wurde bei Personen mit chronischer Benzolexposition untersucht. Die Autoren stellten fest, dass von den analysierten Polymorphismen nur der SNP in der Region -238 (AA/AG) signifikant mit der Entwicklung von benzolinduzierter Knochenmarkdysplasie assoziiert war, was darauf hindeutet, dass eine veränderte TNF-alpha-Produktion schwere Dysplasien fördern kann, die an der Entwicklung von neoplastischen hämatopoetischen Erkrankungen beteiligt sind (80).

Schlussfolgerung

Die interindividuelle genetische Variabilität, die durch die Untersuchung von SNPs in Genen mit bekanntermaßen kritischer Rolle für die Lebensfähigkeit verschiedener zellulärer Prozesse bewertet wurde, kann die Anfälligkeit für benzolinduzierte Hämatotoxizität modulieren. Alle zuvor im Text beschriebenen Studien sind in Tabelle 4 zusammengefasst.

Tabelle 4 - Merkmale der genetischen Polymorphismen in benzolexponierten Populationen

Eltern	Art der beruflichen Exposition gegenüber Benzol	Stichprobengröße (Fall/Kontrolle)	Methodik für die Genotypisierungsanalyse	Analysierter biologischer Pfad	Analysierte SNPs	Referenz
China	Arbeiter in Schuhfabriken	250/140	TaqMan-Bestimmung	Gene für den Stoffwechsel	*MPO* -463G>A *NQO1* 465C>T *NQO1* 609C>T *CYP2E1* -1053C>T	Lan *et al.*, 2004
Bulgarien	Arbeiter in der Petrochemie	158/50	PCR-RFLP	Gene für den Stoffwechsel	*CYP2E1* -1053 C>T *MPO* -463	Garte *et al.*, 2008

					A>G NQO1 609 C>T EPHX 612 T>C EPHX 691 A>G GSTM1-null GSTT1-null	
Italien	Tankstellenwärter, Stadtpolizisten und Busfahrer	308/107	PCR-RFLP	Gene für den Stoffwechsel	CYP2E1 (Rsa I) CYP2E1 (DraI) NQO1 (HinfI)	Fustinoni et al., 2005
Brasilien	Tankwarte	114	PCR-RFLP	Gene für den Stoffwechsel	CYP2E1 1053C >T CYP2E1 7632T >A NQO1 609 C >T MPO 463 G >A GSTM1-null GSTT1-null	Mitri et al., 2015
Italien	Verkehrspolizei	70/40	PCR-RFLP und Echtzeit-PCR	Gene für den Stoffwechsel	NQO1 (Pro187Ser) MPO (G > A, Promotor) mEH (Tyr113His) mEH (I	Angelini et al., 2011

					Iis139A rg) *GSTM1- null GSTTl -null GSTPl* (Ile105Val)	
China	Arbeiter in Schuhfabriken	385/ 220	PCR-RFLP	Gene für den Stoffwechsel	*GSTTl null GSTMl null GSTPl* (rs 1695) *CYP2E1* (rs 2031920) *CYP2E1* (rs 3813867) *CYP2E1* (rs 6413432) *mEH* (rs 1051740)	Ye et al., 2015
					mEH (rs 2234922)	
China	Arbeiter in Schuhfabriken	385/197	PCR-RFLP	Gene für den Stoffwechsel	*GSTTl null GSTM1 null GSTPl* (rs 1695) *CYP2E1* (rs 2O3192o) *CYP2E1* (rs 3813867) *CYP2E1* (rs 6413432) *mEH* (rs 1O5174o) *mEH* (rs 2234922)	Zhang et al., 2014

China	Arbeiterinnen und Arbeiter in verschiedenen Fabriken	152/152	PCR-RFLP	DNA-Reparaturgene	*XRCC1* Arg280His *XRCC1* Arg194Trp *XRCC1* Arg399Gln *APE1* Asp148Glu *ADPRT* Val762Ala *XRCC2* Arg188His *XRCC3* Thr241Met	Zhang *et al.*, 2005
China	Arbeitskräfte	250/140	Illumina-Test	Reparatur von Genen	*BLM* rs2270132	Lan *et al.*, 2009
	in der Schuhherstellung		GoldenGate	DNA	*BLM* rs16944894 *RAD51* rs4924496 *TP53* rs1042522 *WDR79* rs17885803 *WRN* rs2725362	
Italien	Städtische Verkehrspolizisten	70/40	PCR-RFLP ; TaqMan-Bestimmung	DNA-Reparaturgene	*APEX1* rs1130409 *hOGG1* rs1052133 *NBS1* rs1805794 *XPD* rs1799793	Angelini *et al.*, 2012

					XPD rs13181 *XRCCl* rs861539 *XRCC3* rs861539	
USA	Berufliche Exposition gegenüber Benzol (von den Autoren nicht angegebene Arbeiten)	518/597	TaqMan-Bestimmung	DNA-Reparaturgene	*BRCA2* (rs144848)	Jiao *et al.*, 2012
Brasilien	Weibliche Tankstellenangestellte	47/58	PCR-RFLP; Sanger-Sequenzierung	DNA-Reparaturgene	*BRCA1/P8 71L* *BRCA1/Q3 56R* *BRCA2/N3 72H*	Silvestre *et al.*, 2017
China	Arbeiter in Schuhfabriken	250/140	TaqMan-Bestimmung	Gene und Moleküle des Immunsystems	*IL-1A* (-889C>T) *IL-4* (-1098T>G) *IL-10* (-819T>C)	Lan *et al.*, 2005
				Zelladhäsion	*IL-12A* (8685G>A) *VCAM1* (-1591T>C) *CSF3* (Ex4_165C >T)	
China	Arbeiter in Petrochemie-, Gummi-, Asbest-	164/230	PCR-RFLP	Gene für das Immunsystem und	*TNF-alpha* -863 (C→A)	Lv *et al.*, 2007

				Zelladhäsionsmoleküle	857 (C→T) -308 (G→A) -238 (G→A)	
	und Farbenfabriken.					
China	Arbeiter in Schuhfabriken	250/140	Illumina GoldenGate-Test	Gene für das Immunsystem und Zelladhäsionsmoleküle	VCAM1 rs3176867 ALOX5 rs7099684 MPO rs2071409	Shen et al., 2011

Referenzen

1. Kruglyak L, Nickerson DA (2001) Variation ist die Würze des Lebens. Nat Genet; 27(3):234-6.

2. Sachidanandam R, Weissman D, Schmidt SC et al. (2001) A map of human genome sequence variation containing 1.42 million single nucleotide polymorphisms. Nature; 409(6822):928-33.

3. Ahmadi KR, Weale ME, Xue ZY et al. (2005) A single-nucleotide polymorphism tagging set for human drug metabolism and transport. Nat Genet; 37(1):84-9.

4. Dougherty D, Garte S, Barchowsky A, Zmuda J, Taioli E (2008) NQO1, MPO, CYP2E1, GSTT1 und GSTM1 Polymorphismen und biologische Auswirkungen von Benzol

Exposition - eine Literaturübersicht. Toxicol Lett; 182(1-3):7-17.

5. Gu D, Wang M, Wang M, Zhang Z, Chen J (2009) Der Polymorphismus des DNA-Reparaturgens APE1 T1349G und das Krebsrisiko: eine Meta-Analyse von 27 Fall-Kontroll-Studien. Mutagenesis; 24(6):507-12.

6. He XF, Liu LR, Wei W et al. (2014) Verbindung zwischen dem XPG Asp1104His und XPF Arg415Gln-Polymorphismen und Krebsrisiko: eine Meta-Analyse. PLoS One; 9(5):e88490.

7. Hirabayashi Y, Yoon BI, Li GX, Kanno J, Inoue T (2004) Mechanism of benzene

induced haematotoxicity and leukemogenicity: current review with implication of microarray analyses. Toxicol Pathol; 32 Suppl 2:12-6.

8. Collins JJ, Anteau SE, Swaen GM, Bodner KM, Bodnar CM (2015) Lymphatische und hämatopoetische Krebserkrankungen bei benzolexponierten Arbeitnehmern. J Occup Environ Med; 57(2):159-63.

9. McHale CM, Zhang L, Smith MT (2012) Current understanding of the mechanism of benzene-induced leukaemia in humans: implications for risk assessment. Carcinogenesis; 33(2):240-52.

10. Qu Q, Shore R, Li G et al. (2002) Hämatologische Veränderungen bei chinesischen Arbeitern mit einem breiten Spektrum von Benzol-Expositionen. Am J Ind Med; 42(4):275-85.

11. Rudolph A, Fasching PA, Behrens S et al. (2015) A comprehensive evaluation of interaction between genetic variants and use of menopausal hormone therapy on mammographic density. Breast Cancer Res; 17(1):110.

12. Gagan J, Van Allen EM (2015) Next-generation sequencing to guide cancer therapy. Genome Med; 7(1):80.

13. Nebert DW, Roe AL, Vandale SE, Bingham E, Oakley GG (2002) NAD(P)H:Chinon-Oxidoreduktase (NQO1) Polymorphismus, Benzol-Exposition und Krankheitsanfälligkeit: eine HuGE-Übersicht. Genet Med; 4(2):62-70.

14. Sheweita SA (2000) Drug-metabolising enzymes: mechanisms and functions. Curr Drug Metab;1(2):107-32.

15. Iyanagi T (2007) Molekulare Mechanismen von Phase-I- und Phase-II-Enzymen, die Drogen metabolisieren: Auswirkungen auf die Entgiftung. Int Rev Cytol;260:35-112.

16. Jancova P, Anzenbacher P, Anzenbacherova E (2010) Phase II drug metabolising enzymes. Biomed Pap Med Fac Univ Palacky Olomouc Czech Repub;154(2):103-16.

17. Ross D (1996) Metabolische Grundlage der Benzoltoxizität. Eur J Haematol

Suppl; 60:111-8.

18. Zanger UM1, Schwab M (2013) Cytochrom-P450-Enzyme im Arzneimittelstoffwechsel: Regulation der Genexpression, Enzymaktivitäten und Auswirkungen genetischer Variationen. Pharmacol Ther; 138(1):103-41.

19. Neafsey P, Ginsberg G, Hattis D, Johns DO, Guyton KZ, Sonawane B (2009) Genetischer Polymorphismus bei CYP2E1: Populationsverteilung der CYP2E1-Aktivität. J

Toxicol Environ Health B Crit Rev; 12(5-6):362-88.

20. Zhang J, Yin L, Liang G, Liu R, Fan K, Pu Y (2011) Detection of CYP2E1, a genetic biomarker of susceptibility to benzene metabolism toxicity in immortal human lymphocytes derived from the Han Chinese Population. Biomed Environ Sci; 24(3):300-9.

21. Powley MW, Carlson GP (2001) Cytochrom P450-Isoenzyme, die am Metabolismus von Phenol, einem Benzolmetaboliten, beteiligt sind. Toxicol Lett;125(1-3):117-23.

22. Ross D (2000) The role of metabolism and specific metabolites in benzene induced toxicity: evidence and issues. J Toxicol Environ Health A; 61(5-6):357-72.

23. van der Veen BS, de Winther MP, Heeringa P (2009) Myeloperoxidase: molekulare Wirkmechanismen und ihre Bedeutung für die menschliche Gesundheit und Krankheit. Antioxid Redox Signal; 11(11):2899-937.

24. Westphal GA, Bünger J, Lichey N, Taeger D, Monnich A, Hallier E (2009) Der Benzol-Metabolit para-Benzochinon ist in humanen, Phorbol-12-Acetat-13-Myristat-induzierten, peripheren mononukleären Blutzellen bei niedrigen Konzentrationen genotoxisch. Arch Toxicol;83(7):721-9.

25. Ross D, Kepa JK, Winski SL, Beall HD, Anwar A, Siegel D (2000) NAD(P)H:Chinonoxidoreduktase 1 (NQO1): Chemoprotektion, Bioaktivierung, Genregulation und genetische Polymorphismen. Chem Biol Interact; 129(1-2):77-97.

26. Zhu H, Li Y (2012) NAD(P)H: chinone oxidoreductase 1 and its potential protective role in cardiovascular diseases and related conditions. Cardiovasc Toxicol; 12(1):39-45.

27. Nebert DW, Vasiliou V (2004) Analyse der Glutathion-S-Transferase (GST) Genfamilie. Hum Genomics; 1(6):460-4.

28. Higgins LG, Hayes JD (2011) Mechanisms of induction of cytosolic and microsomal glutathione transferase (GST) genes by xenobiotics and proinflammatory agents. Drug Metab Rev; 43(2):92-137.

29. Omiecinski CJ, Hassett C, Hosagrahara V (2000) Epoxidhydrolase - Polymorphismus und Rolle in der Toxikologie. Toxicol Lett; 112-113:365-70.

30. Decker M, Arand M, Cronin A (2009) Mammalian epoxide hydrolases in xenobiotic metabolism and signalling. Arch Toxicol; 83(4):297-318.

31. De Palma G, Manno M (2014) Metabolic polymorphisms and biomarkers of effect in the biomonitoring of occupational exposure to low-levels of benzene: state of the art. Toxicol Lett; 231(2):194-204.

32. Gu SY, Zhang ZB, Wan JX, Jin XP, Xia ZL (2007) Genetische Polymorphismen in CYP1A1-, CYP2D6-, UGT1A6-, UGT1A7- und SULT1A1-Genen und Korrelation mit Benzol-Exposition in einer chinesischen Berufsgruppe. J Toxicol Environ Health A; 70(11):916-24.

33. Preissner SC, Hoffmann MF, Preissner R, Dunkel M, Gewiess A, Preissner S (2013) Polymorphe Cytochrom-P450-Enzyme (CYPs) und ihre Rolle in der personalisierten Therapie. PLoS One; 8(12):e82562.

34. Lee IS, Kim D (2011) Polymorphic metabolism by functional alterations of human cytochrome P450 enzymes. Arch Pharm Res; 34(11):1799-816.

35. He HR, Zhang XX, Sun JY et al. (2014) Glutathione S-transferase gene polymorphisms and susceptibility to chronic myeloid leukaemia. Tumour Biol; 35(6):6119-25.

36. Kang HW, Song PH, Ha YS et al. (2013) Glutathione S-transferase M1 and T1 polymorphisms: susceptibility and outcomes in muscle invasive bladder cancer patients. Eur J Cancer; 49(14):3010-9.

37. Lan Q, Zhang L, Li G et al. (2004) Hämatotoxizität bei Arbeitern, die geringen Mengen von Benzol ausgesetzt sind. Science; 306(5702):1774-6.

38. Garte S, Taioli E, Popov T, Bolognesi C, Farmer P, Merlo F (2008) Genetische Anfälligkeit für Benzol-Toxizität beim Menschen. J Toxicol Environ Health A; 71(22):1482-9.

39. Fustinoni S, Consonni D, Campo L et al. (2005) Überwachung einer geringen Benzolbelastung: vergleichende Bewertung von Biomarkern im Urin, Einfluss des Zigarettenrauchens und genetischer Polymorphismen. Cancer Epidemiol Biomarkers Prev; 14(9):2237-44.

40. Mitri S, Fonseca AS, Otero UB, Tabalipa MM, Moreira JC, Sarcinelli P de N (2015) Metabolic Polymorphisms and Clinical Findings Related to Benzene Poisoning Detected in Exposed Brazilian Gas-Station Workers. Int J Environ Res Public Health;12(7):8434-47.

41. Angelini S, Kumar R, Bermejo JL et al. (2011) Exposure to low environmental levels of benzene: evaluation of micronucleus frequencies and Sphenylmercapturic acid excretion in relation to polymorphisms in genes encoding metabolic enzymes. Mutat Res; 719(1-2):7-13.

42. Ye LL, Zhang GH, Huang JW et al. (2015) Are polymorphisms in metabolism protective or a risk for reduced white blood cell counts in a Chinese population with low occupational benzenexposures? Int J Occup Environ Health; 16:1-9.

43. Zhang GH, Ye LL, Wang JW et al. (2014) Effect of polymorphic metabolising genes on micronucleus frequencies among benzenexposed shoe workers in China. Int J Hyg Environ Health; 217(7):726-32.

44. Friedberg EC, McDaniel LD, Schultz RA (2004) The role of endogenous and exogenous DNA damage and mutagenesis. Curr Opin Genet Dev; 14(1):5-10.

45. Menck CF, Munford V (2014) DNA-Reparaturkrankheiten: Was sagen sie uns über Krebs und Alterung? Genet Mol Biol; 37(1 Suppl):220-33.

46. Neher TM, Turchi JJ (2011) Current advances in DNA repair: regulation of enzymes and pathways involved in maintaining genomic stability. Antioxid Redox Signal; 14(12):2461-4.

47. Wood RD, Mitchell M, Lindahl T (2005) Menschliche DNA-Reparaturgene, 2005. Mutat Res; 577(1-2):275-83.

48. Branzei D, Foiani M (2008) Regulierung der DNA-Reparatur während des Zellzyklus. Nat Rev Mol Cell Biol; 9(4):297-308.

49. Warmerdam DO, Kanaar R (2010) Dealing with DNA damage: relationships between checkpoint and repair pathways. Mutat Res; 704(1-3):2-11.

50. Ganem NJ, Pellman D (2012) Linking abnormal mitosis to the acquisition of DNA damage. J Cell Biol; 199(6):871-81.

51. Altieri F, Grillo C, Maceroni M, Chichiarelli S (2008) DNA-Schäden und -Reparatur: von molekularen Mechanismen zu gesundheitlichen Auswirkungen. Antioxid Redox Signal; 10(5):891-937.

52. Moraes MC, Neto JB, Menck CF (2012) DNA repair mechanisms protect our genome from carcinogenesis. Front Biosci (Landmark Ed); 17:1362-88.

53. Berneburg M, Lehmann AR (2001) Xeroderma pigmentosum und verwandte Störungen: Defekte in der DNA-Reparatur und Transkription. Adv Genet; 43:71-102.

54. Lehmann AR (2003) Krankheiten mit DNA-Reparaturdefiziten, Xeroderma pigmentosum, Cockayne-Syndrom und Trichothiodystrophie. Biochimie; 85(11):1101-11.

55. Domagala P, Jakubowska A, Jaworska-Bieniek K et al. (2015) Prevalence of Germline Mutations in Genen Engaged in DNA Damage Repair by Homologous Recombination in Patients with Triple-Negative and Hereditary Non-Triple-Negative Breast Cancers. PLoS One; 10(6):e0130393.

56. Tung N, Battelli C, Allen B et al. (2015) Frequency of mutations in individuals with breast cancer referred for BRCA1 and BRCA2 testing using next-generation sequencing with a 25-gene panel. Cancer; 121(1):25-33.

57. Papadopoulos N, Lindblom A (1997) Molekulare Grundlage von HNPCC: Mutationen der MMR-Gene. Hum Mutat; 10(2):89-99.

58. Jacob S, Praz F (2002) DNA-Mismatch-Reparaturdefekte: Rolle bei der kolorektalen Karzinogenese. Biochimie; 84(1):27-47.

59. He XF, Liu LR, Wei W et al. (2014) Association between the XPG Asp1104His and XPF Arg415Gln Polymorphisms and Risk of Cancer: A Meta-Analysis. PLoS One; 9(5):e88490.

60. Kim KY, Han W, Noh DY, Kang D, Kwack K (2013) Impact of genetic polymorphisms in base excision repair genes on the risk of breast cancer in a Korean population. Gene; 532(2):192-6.

61. Michiels S, Laplanche A, Boulet T et al. (2009) Genetische Polymorphismen in 85 DNA-Reparaturgenen und Blasenkrebsrisiko. Carcinogenesis; 30(5):763-8.

62. Xing J, Dinney CP, Shete S et al. (2012) Comprehensive pathway-based interrogation of genetic variations in the nucleotide excision DNA repair pathway and risk of bladder cancer. Cancer; 118(1):205-15.

63. Chantre-Justino M, Alves G, Britto C et al. (2015) Impact of reduced levels of APE1 transcripts on the survival of patients with urothelial carcinoma of the bladder. Oncol Rep;34(4):1667-74.

64. Gaskell M, McLuckie KI, Farmer PB (2005) Comparison of the repair of DNA damage induced by the benzene metabolites hydroquinone and p-benzoquinone: a role for hydroquinone in benzene genotoxicity. Karzinogenese; 26(3):673-80.

65. Gaskell M, McLuckie KI, Farmer PB (2005) Genotoxizität der Benzolmetaboliten para-Benzochinon und Hydrochinon. Chem Biol Interact; 153-154:267 70.

66. Hiraku Y, Kawanishi S (1996) Oxidative DNA-Schäden und Apoptose, induziert durch Benzolmetaboliten. Cancer Res; 56(22):5172-8.

67. Tung EW, Philbrook NA, Macdonald KD, Winn LM (2012) DNA double-strand breaks and DNA recombination in benzene metabolite-induced genotoxicity. Toxicol Sci; 126(2):569-77.

68. Wu F, Zhang Z, Wan J et al. (2008) Genetische Polymorphismen in hMTH1, hOGG1 und hMYH und Risiko einer chronischen Benzolvergiftung in einer chinesischen Berufsbevölkerung. Toxicol Appl Pharmacol; 233(3):447-53.

69. Hartwig A (2010) Die Rolle der DNA-Reparatur in der benzolinduzierten Karzinogenese. Chem Biol Interact; 184(1-2):269-72.

70. Zhang Z, Wan J, Jin X et al. (2005) Genetische Polymorphismen in XRCC1, APE1, ADPRT, XRCC2 und XRCC3 und das Risiko einer chronischen Benzolvergiftung in einer chinesischen Berufsgruppe. Cancer Epidemiol Biomarkers Prev; 14(11 Pt1):2614-9.

71. Hosgood HD 3rd, Zhang L, Shen M et al. (2009) Zusammenhang zwischen genetischen Varianten bei VEGF, ERCC3 und berufsbedingter Hämatotoxizität von Benzol. Occup Environ Med; 66(12):848-53.

72. Shen M, Lan Q, Zhang L et al. (2006) Polymorphismen in Genen, die an der DNA-Doppelstrangbruch-Reparatur beteiligt sind, und Anfälligkeit für Benzol-induzierte Hämatotoxizität. Carcinogenesis; 27(10):2083-9.

73. Angelini S, Maffei F, Bermejo JL et al. (2012) Umweltbelastung durch Benzol, Mikronukleusbildung und Polymorphismen in DNA-Reparaturgenen: eine Pilotstudie. Mutat Res; 743(1-2):99-104.

74. Lan Q, Zhang L, Shen M et al. (2009) Large-scale evaluation of candidate genes identifies associations between DNA repair and genomic maintenance and development of benzene haematotoxicity. Carcinogenesis; 30(1):50-8.

75. Jiao J, Zheng T, Lan Q et al. (2012) Occupational solvent exposure, genetic variation of DNA repair genes, and the risk of non-Hodgkin's lymphoma. Eur J

Cancer Prev; 21(6):580-4.

76. Silvestre RT, Delmonico L, Bravo M et al. (2017) Health Survey and Assessment of the Polymorphisms BRCA1/P871L, BRCA1/Q356R, and BRCA2/N372H in Female Gas Station Workers in Rio de Janeiro. Environ Mol Mutagen. 2017 Dec;58(9):730-734.

77. Minciullo PL, Navarra M, Calapai G, Gangemi S (2014) Cytokine network involvement in subjects exposed to benzene. J Immunol Res; 937987.

78. Lan Q, Zhang L, Shen M et al. (2005) Polymorphismen in Zytokin- und zellulären Adhäsionsmolekül-Genen und Anfälligkeit für Hämatotoxizität bei Arbeitern, die Benzol ausgesetzt sind. Cancer Res; 65(20):9574-81.

79. Shen M, Zhang L, Lee KM et al. (2011) Polymorphismen in Genen, die an der angeborenen Immunität beteiligt sind, und Anfälligkeit für Benzol-induzierte Hämatotoxizität. Exp Mol Med; 43(6):374-8.

80. Lv L, Kerzic P, Lin G et al. (2007) Der TNF-alpha 238A-Polymorphismus steht im Zusammenhang mit der Anfälligkeit für persistierende Knochenmarkdysplasie nach chronischer Benzolexposition. Leuk Res; 31(11):1479-85.

Kapitel 5 - Genetische Überwachung von Tankstellenpersonal

Fàbio Santiago

Thomas Liehr

Einleitung:

Der Begriff Biomarker bezieht sich auf eine Kategorie von klinischen Zeichen und/oder Symptomfolgen, die gemessen und reproduziert werden können. Die gemessene Reaktion kann funktionell und/oder physiologisch, biochemisch und/oder auf zellulärer Ebene sein oder aus einer molekularen Interaktion entstehen (1).

Biomarker können in drei Kategorien eingeteilt werden:

- Biomarker fürBiomarker

- Biomarker für die Anfälligkeit

- Biomarker für frühe Wirkung

Biomarker für die Anfälligkeit für Krebs sind im Falle von Benzol gut bekannt. Dazu gehören Polymorphismen von Genen, die an der Verstoffwechselung von Benzol, der Reparatur von Erbgut und der Tumorentwicklung beteiligt sind. Zu den Biomarkern für die Exposition gegenüber Benzol gehört zum Beispiel die Messung von Benzolmetaboliten im Urin.

In diesem Kapitel werden wir uns auf zwei genetische Biomarker für frühe Auswirkungen konzentrieren: Chromosomenveränderungen (CAs) und Mikrokerne (MNs). Wir werden auch die Mechanismen der Genomveränderungen beschreiben, die durch die Exposition gegenüber BTEX verursacht werden. Wir werden auch die Methodik für ihre Untersuchung und die Anwendung dieser Tests beim Biomonitoring von Tankstellenarbeitern vorstellen.

CAs gelten als besonders vielversprechender Biomarker für chemische Belastungen, da CAs bereits mit einem erhöhten Krebsrisiko in Verbindung gebracht wurden. So stehen CAs aufgrund der induzierten chromosomalen Instabilität und der Prädisposition für neue Mutationen in jungen Zellen in direktem Zusammenhang mit

91

der Entwicklung von Neoplasmen. Wir werden nun die Anwendbarkeit der *Fluoreszenz-in-situ-Hybridisierung* (FISH) aufzeigen, mit der CAs leicht nachgewiesen werden können.

Mechanismus der durch Benzol verursachten DNA-Schäden

Obwohl Benzol weithin als Karzinogen für Mensch und Tier anerkannt ist, sind seine wichtigsten Wirkungsmechanismen und krebserregenden Effekte nach wie vor unbekannt. Es ist jedoch bekannt, dass Benzol in der Leber durch Cytochrom P4502E1 (CYP2E1) in seinen primären Metaboliten Phenol umgewandelt wird, der anschließend durch dasselbe Enzym zu Hydrochinon (HQ) metabolisiert wird. HQ wird zum Knochenmark transportiert und zu Benzochinon oxidiert, das schließlich reaktive Sauerstoffspezies (ROS) freisetzt, die die DNA der blutbildenden Zellen schädigen können (2,3) (Abb. 21).

Hervorzuheben ist auch die Fähigkeit von Benzol und seinen Metaboliten, die Topoisomerase II (Topo II) zu hemmen, was einer der potenziellen Mechanismen sein könnte, durch den Benzol DNA-Schäden verursacht und seine leukämogene Wirkung entfaltet. Es hat sich gezeigt, dass Benzolmetaboliten bioaktiv sind und Topo II in isolierten Enzym-Zell-Systemen hemmen können. Mondrala et al. (2010) wiesen nach, dass HQ Topo II sowohl in der DNA-Bindungsphase als auch in der Phase des katalytischen Zyklus hemmt und somit die DNA-Bindung und/oder die Freisetzung aus dem Enzym beeinträchtigt (4). Eine vermehrte Bildung von spaltbaren Komplexen sowie eine Hemmung der Enzymaktivität in der geschlossenen Klemme und in anderen Phasen des katalytischen Zyklus in Knochenmarkszellen führt also zu DNA-Brüchen und der daraus folgenden Bildung von CAs. Diese Veränderungen können zu Translokationen in den Chromosomen und damit z. B. zu Leukämie führen. Der Bruch des Doppelstrangs der DNA-Kette ist also die grundlegende Primärläsion für die Bildung von CAs. In dem Versuch, den Schaden zu reparieren, haben die Zellen eine Vielzahl von Reparaturmechanismen entwickelt, die jedoch nicht vollständig wirksam sind und zu einer unzureichenden Reparatur und/oder einer nicht-homologen Reparatur der geschädigten DNA führen können (5).

Mikronukleus

MNs sind extrakernige Körper, die Fragmente geschädigter Chromosomen und/oder ganze Chromosomen enthalten, die nach der Zellteilung nicht in den Zellkern eingebaut wurden (Abb. 22). Sie können durch Veränderungen im DNA-Reparaturmechanismus, direkte CAs und/oder durch die allmähliche Anhäufung geschädigter DNA verursacht werden. Eine Vielzahl genotoxischer Agenzien kann die Bildung von NMs induzieren und damit genomische Instabilität und in der Folge den programmierten Zelltod oder neoplastisches Fortschreiten bewirken.

Pitarque et al. (1996) und Carere et al. (1998) legten Biomonitoring-Daten über Arbeitnehmer vor, die auf der Analyse von NM in mit Phytohämagglutinin stimulierten Lymphozyten des peripheren Blutes beruhten. Ihre Ergebnisse zeigten keine signifikanten Unterschiede zwischen Tankwarten und der Kontrollgruppe, ein Ergebnis, das von Bukvic et al. (1998) widerlegt wurde (8).

Wir möchten auf andere Fall-Kontroll-Studien hinweisen, in denen die Häufigkeit von NM in Mundschleimhautzellen nach Alter und Geschlecht analysiert wurde. Diese zeigten signifikant höhere MN-Raten bei Personen, die BTEX ausgesetzt waren, im Vergleich zu Kontrollgruppen (9,10). Im Allgemeinen ist die Analyse von NMs in Mundschleimhautzellen eine nützliche Methode zur Messung von DNA-Schäden, da sie leicht und kostengünstig zu beschaffen ist.

Veränderungen der Chromosomen

Die Entwicklung der Analyse von Chromosomenveränderungen

Nach 1956, mit der Entdeckung der 46 Chromosomen normaler menschlicher Zellen, wurde die klinische Zytogenetik geboren und Studien über Chromosomenveränderungen und darauf beruhende Krankheiten konnten beginnen.

Seitdem wurden zahlreiche technische Fortschritte erzielt. Bis Anfang der 1970er Jahre wurden alle Studien in der Humanzytogenetik mit gefärbten Chromosomen durchgeführt, was eine eindeutige Identifizierung einzelner Chromosomen ermöglichte. In der Folge wurden verschiedene Bandentechniken entwickelt, wie z.

B. G-, R-, C- und NOR-Banden, die jeweils ihre eigenen Eigenschaften und spezifischen Anwendungen haben.

Für den routinemäßigen Einsatz im klinischen Umfeld hat sich die G-Banding-Technik, die auf der Anwendung von Trypsin und anschließender Giemsa-Färbung beruht, am meisten durchgesetzt (11). Klassische und Banding-Zytogenetik sind auch heute noch nützlich, aber sie sind sehr geräteabhängig und erfordern gut geschultes Personal für die Durchführung dieser Analysen und haben eine begrenzte Auflösung von ~10 Mb.

Glücklicherweise haben die Entwicklung der molekularen Zytogenetik und die Einführung der FISH-Technik seit Mitte der 1980er Jahre die zytogenetische Analyse einfacher und mit besserer Auflösung gemacht. Die FISH-Technik ermöglicht es unter anderem, die Aneuploidie-Raten für bestimmte Chromosomen in einer großen Anzahl von Zellen zu messen. Fluoreszenzmikroskope (Abb. 23a, b) werden daher häufig zur Analyse von Chromosomenschäden eingesetzt, die durch ionisierende Strahlung und/oder Chemikalien verursacht wurden.

Es sei darauf hingewiesen, dass die Entwicklung der rekombinanten Nukleinsäuretechnologie und die Möglichkeit, DNA-Abschnitte in Mikroorganismen zu klonen und zu vervielfältigen, eine breite Palette von Sonden zur Verfügung gestellt haben, die sich für FISH-Experimente eignen. Bemerkenswert ist auch, dass es durch die gleichzeitige Anwendung aller 24 Farbsonden auf das gesamte menschliche Chromosom in Farbkombinationen möglich wurde, das gesamte menschliche Genom gleichzeitig sichtbar zu machen.

Zytogenetische Überwachung von Arbeitnehmern, die Benzol ausgesetzt sind

In den letzten vier Jahrzehnten wurde der Zusammenhang zwischen beruflicher Exposition gegenüber Kraftstoffen und genetischen Schäden vor allem in peripheren Blutlymphozyten untersucht. Tankstellenarbeiter sind am Arbeitsplatz hohen Konzentrationen von BTEX ausgesetzt, und die Folgen dieser Exposition sind noch nicht vollständig geklärt. In Brasilien ist das Tankstellenpersonal gleichzeitig Benzol und mehreren anderen komplexen Substanzen ausgesetzt. In Anbetracht des unterschiedlichen Verhaltens chemischer Stoffe in der Umwelt können die erheblichen Auswirkungen von Benzol jedoch nicht übersehen werden (12).

Carere et al. (1995) berichteten über eine hohe Rate von CAs bei Verkäuferinnen im Vergleich zu Kontrollen: 1,97 gegenüber 1,46 CAs pro 100 analysierte Zellkerne (13). Der Unterschied zwischen der kumulativen Rate von CAs in der exponierten und der Kontrollpopulation war von begrenzter statistischer Signifikanz ($P=0,066$). Wenn die exponierte Population jedoch nach Benzol-Exposition dichotomisiert wurde, wurde eine signifikante Korrelation von CAs für Benzol-Exposition gefunden ($P= 0,018$).

Zhang et al. (2002) überprüften 6 zytogenetische Überwachungsstudien bei Tankstellenarbeitern und kamen zu dem Schluss, dass die Rate der strukturellen CAs bei exponierten Arbeitern hoch war (14). Die wichtigsten festgestellten strukturellen CAs waren *Lücken* und Brüche in Chromosomen. Hohe Raten spezifischer Brüche wurden auch für die Chromosomen 2, 4, 7 und 9 festgestellt, während numerische Chromosomenveränderungen selten beobachtet wurden.

Anwendung der FISH-Technik auf Tankstellenarbeiter

Die Anwendung der FISH-Technik zum Nachweis spezifischer CAs hat die zytogenetische Überwachung von Tankstellenarbeitern erleichtert. Die Lymphozytenkultur wird an peripherem Blut durchgeführt, das in einem heparinhaltigen Röhrchen gesammelt wurde. Die Lymphozyten werden mit Phytohämagglutinin zur Zellteilung (Metaphase) angeregt, und die Objektträger werden mit der Standardtrocknungstechnik hergestellt (15). Die Ziel- und die Sonden-DNA werden durch Erhitzen denaturiert und dann über Nacht zusammen hybridisiert. Anschließend werden die Objektträger gewaschen, die Chromosomen mit DAPI gegengefärbt und unter dem Fluoreszenzmikroskop analysiert. Es gibt verschiedene Arten von *FISH-Sonden*, darunter *einzigartige Sequenzsonden, ganze Chromosomen, repetitive Sonden, Genfusionssonden* und *Break-apart-Sonden*. Für die vorliegende Fragestellung sind Ganzchromosomen-Malersonden am besten geeignet.

Verdorfer et al. (2001) analysierten die CAs auf den Chromosomen 1, 2 und 4 anstelle der 24 menschlichen Chromosomenpaare bei Arbeitnehmern, die externen Arbeitsstoffen ausgesetzt waren. Diese drei Chromosomen machen zusammen 21,87 % des menschlichen Genoms aus (16). Diese Art von Überwachungsstrategie hat zwei Vorteile gegenüber der Multicolor-FISH: (i) die Analysen sind einfacher als bei der Multicolor-FISH, da sie mit dem Auge durchgeführt werden können, und (ii) sie sind kostengünstiger, da weniger Sonden verwendet werden. Die Eignung dieses Ansatzes für die Anwendung auf periphere Blutlymphozyten von Tankwarten in Brasilien als Biomarker für die Exposition gegenüber BTEX wurde von Santiago et al. (2014) angewandt, die feststellten, dass 16,6 % der Tankwarte hohe Raten von CAs aufwiesen (mehr als 10 CAs pro 1.000 Metaphasen) (17). Translokationen waren die am häufigsten gefundenen CAs (Abb. 24). Es sei darauf hingewiesen, dass Translokationen bekanntermaßen typische Veränderungen bei chronischer Exposition sind, die mehrere Jahre zurückliegen, so dass die Anzahl der Translokationen ein Parameter für die Langzeitexposition gegenüber Benzol oder BTEX sein kann (16, 18, 19).

Ein weiteres Problem im Zusammenhang mit der chronischen Exposition von Tankwarten ist die mögliche Beeinträchtigung von Keimzellen. Mehrere epidemiologische Studien stützen die Idee, dass genotoxische und nicht-genotoxische Ereignisse im Zusammenhang mit der Benzolexposition die Ursache für Leukämie bei Kindern im Mutterleib sein können (20). Somit könnte die mütterliche Benzol-Exposition als Ursache für die akute myeloische Leukämie und die akute lymphatische Leukämie bei Kindern ebenso wichtig sein wie die direkte Exposition des Kindes. Dieses Ergebnis bestätigt eine französische Studie, die 765 Fälle von akuter Leukämie und 1 681 Kontrollpersonen umfasste. In dieser Studie wurde festgestellt, dass ein signifikanter Zusammenhang zwischen akuter Leukämie und dem Wohnen in der Nähe von Tankstellen oder Autowerkstätten besteht (OR 1,6, 95% CI 1,2 bis 2,2) (21).

Santiago et al. (2016) beschrieben ebenfalls mit Hilfe der FISH-Technik den Fall von zwei brasilianischen Verkäuferinnen mit komplexen Chromosomenveränderungen. Es ist anzumerken, dass komplexe Veränderungen mit Frauen mit einer Vorgeschichte von wiederholten Spontanaborten und fötalen Fehlbildungen in Verbindung gebracht werden [23].

Zusammenfassend lässt sich sagen, dass die molekulare zytogenetische Analyse ein wertvolles Instrument zur Analyse von CAs als Biomarker für frühe Auswirkungen von BTEX darstellt.

Weitere Studien sind erforderlich, um zu klären, ob er auch ein Risikoprädikator für die Entwicklung von Krebs, insbesondere Leukämie, ist (22).

Referenzen

1. Strimbu K, Tavel JA. Tavel. Was sind Biomarker? Curr Opin HIV AIDS. 2010;5(6):463-6.

2. Holeckovà B, Piesova E, Sivikova K, Dianovsky J. Chromosomenaberrationen beim Menschen, verursacht durch Benzol. Ann Agricult Env Med 2004;11(2):175.

3. Kim SY, Choi JK, Cho YH et al. Chromosomenaberrationen bei Arbeitern, die geringen Mengen von Benzol ausgesetzt sind: Zusammenhang mit genetischen Polymorphismen. Pharmacogenet Genomics 2004;14(7):453-463.

4. Mondrala S, Eastmond DA. Die Hemmung der Topoisomerase II durch den bioaktivierten Benzolmetaboliten Hydrochinon beruht auf mehreren Mechanismen. Chem Biol Interact. 2010;184(1-2):259-68.

5. Pfeiffer P, Goedecke W, Obe G. Mechanisms of DNA double-strand break repair and their potential to induce chromosomal aberrations. Mutagenesis. 2000;15(4):289-302.

6. Pitarque M, Carbonell E, Lapena N et al. Kein Anstieg der Mikronuklei-Häufigkeit in kultivierten Blut-Lymphozyten einer Gruppe von Tankstellenwärtern. Mutat Res. 1996;367(3):161-7.

7. Carere A, Antoccia A, Cimini D et al. Genetische Auswirkungen von

Erdöltreibstoffen: II. Analyse des Chromosomenverlusts und der Hyperploidie in peripheren Lymphozyten von Tankstellenmitarbeitern. Environ Mol Mutagen. 1998;32(2):130-8.

8. Bukvic N, Bavaro P, Elia G et al. Sister chromatid exchange (SCE) and micronucleus (MN) frequencies in lymphocytes of gas station attendants. Mutat Res. 1998;415(1-2):25-33.

9. Celik A, Cavaş T, Ergene-Gozükara S. Cytogenetic biomonitoring in petrol station attendants: micronucleus test in exfoliated buccal cells. Mutagenesis. 2003;18(5):417-21.

10. Benites CI, Amado LL, Vianna RA, Martino-Roth Mda G. Micronucleus test on gas station attendants. Genet Mol Res. 2006;5(1):45-54.

11. Ferguson-Smith, Malcolm A. History and evolution of cytogenetics. Molekulare Zytogenetik 2015;8:19.

12. Maffei F, Hrelia P, Angelini S, et al. Auswirkungen von Benzol in der Umwelt: Mikronukleus-Häufigkeit und hämatologische Werte bei Verkehrspolizisten in einem städtischen Gebiet. Mutat Research 2005, 583(1): 1-11.

13. Carere A, Antoccia A, Cimini D, et al. (1998) Genetische Auswirkungen von Erdölkraftstoffen. II. Analysis of chromosome loss and hyperploidy in peripheral lymphocytes of gasoline station attendants, Environ Mol Mutagen, 32, 130-8.

14. Zhang L, Eastmond DA, Smith MT. Die Art der Chromosomenaberrationen, die bei Menschen, die Benzol ausgesetzt waren, festgestellt wurden. Crit Rev Toxicol 2002, 32(1): 1-42.

15. Liehr T und Uwe C. Aktuelle Entwicklungen in der humanen molekularen Zytogenetik. Aktuelle molekulare Medizin 2002;2(3):283-297.

16. Verdorfer I, Neubauer S, Letzel S, et al. Chromosomenmalerei zur zytogenetischen Überwachung von beruflich exponierten und nicht-exponierten Personengruppen. Mutation Res 2001;491(1):97-109.

17. Santiago F, Alves G, Otero UB, et al. Monitoring of gas station attendants exposure to benzene, toluene, xylene (BTX) using three-colour chromosome painting. Mol Cytogenet. 2014;7(1):15

18. Smerhovsky Z, Landa K, Rossner P, et al. Risk of cancer in an occupational exposed cohort with increased level of chromosomal aberrations. Environ Health Perspect. 2001;109(1):41-5.

19. Pressl S, Stephan G. Chromosomentranslokationen, nachgewiesen durch Fluoreszenz-in-situ-Hybridisierung (FISH) - ein nützliches Instrument zur Überwachung von Populationen? Toxicol Let 1998; 96:189-194.

20. Smith MT. Fortschritte beim Verständnis der gesundheitlichen Auswirkungen und der Anfälligkeit von Benzol. Ann Rev Pub Health 2010;31: 133-148.

21. Brosselin P, Rudant J, Orsi L, et al. Akute Leukämie im Kindesalter und Wohnort in der Nähe von Tankstellen und Autowerkstätten: die ESCALE-Studie (SFCE). Occup. Environ. Med. 2009;66:598-606.

22. Zhang L, Eastmond DA, Smith MT. Die Art der Chromosomenaberrationen, die bei Menschen, die Benzol ausgesetzt waren, festgestellt wurden. Crit Rev Toxicol 2002;32(1):1-42.

23. Santiago, Fàbio, et al. "Benzolvergiftung, klinische und Blutanomalien bei zwei brasilianischen Tankstellenwärterinnen: zwei Fallberichte." BMC Research Notes 10.1 (2017): 52.

Zahlen:

Abb. 21 - Benzol-Stoffwechsel in der Leber und im Knochenmark

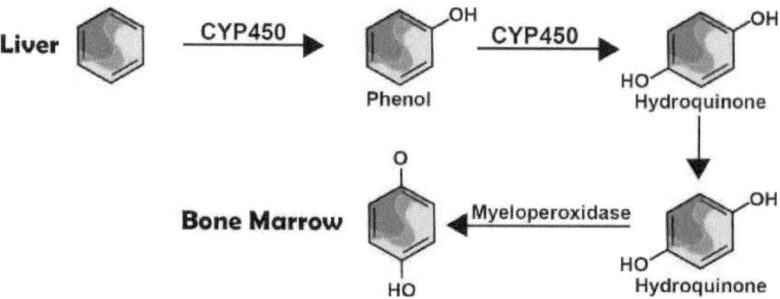

Semichinon

Abb. 22 - Mikronuklei in roten Blutkörperchen

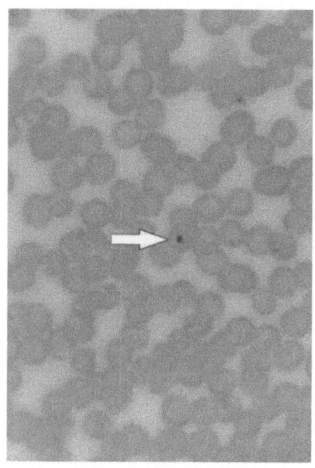

MN befindet sich in der Mitte (Pfeil). Lamina gefärbt mit der May-Grünwald-Giemsa-Technik. Vergrößerung 1000fach. Bild mit freundlicher Genehmigung von Dr. Stella Beatriz Sampaio Gonçalves de Lucena, Hämatologin.

Abb. 23a, b - Beispiel für die Fluoreszenzmikroskopie bei der FISH-Technik:

ZEISS Axio Imager 2 Forschungsmikroskop

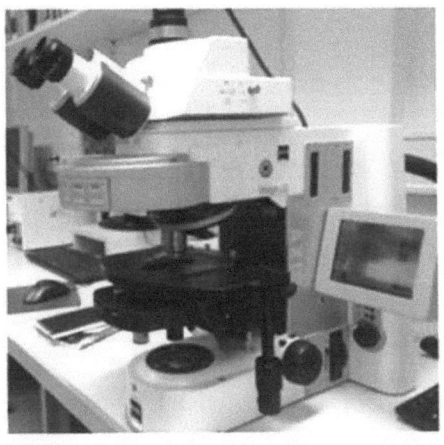
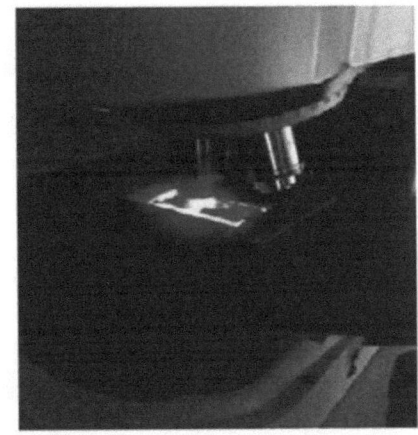

(a)   (b)

Abb. 24 - Ein Beispiel für CA, das durch die FISH-Technik bei einer Verkäuferin aus Rio de Janeiro, Brasilien, festgestellt wurde

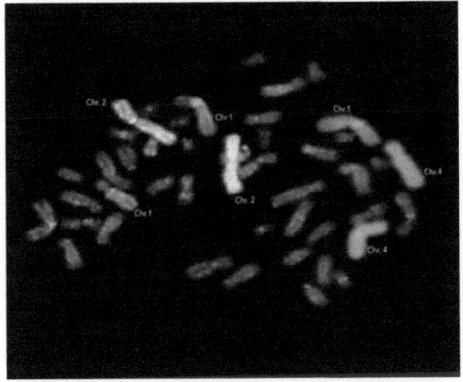

Abb. 24 - Balancierte Translokation von Chromosom 1 auf ein nicht analysiertes Chromosom t(1,?) . Nichtklonale Veränderung 1:100 Zellen

Epilog - Überwachung der Exposition gegenüber Benzin

Benzol und andere im Benzin enthaltene Produkte haben schädliche Auswirkungen auf die menschliche Gesundheit. Wir wissen jedoch, dass die Erdölindustrie in vielen Ländern der Welt ein großes Geschäft ist und Millionen von Arbeitnehmern ihren Lebensunterhalt von ihr bestreiten. Diese Tatsache kann nicht einfach außer Acht gelassen werden; der moderne Mensch scheint vom Öl und seinen Derivaten abhängig zu sein. Daher muss die Prävention der Exposition von Tankstellen gegenüber Benzol und anderen Chemikalien durch Verbesserung der Arbeitsbedingungen und der Umweltüberwachung fortgesetzt werden. Die Einführung geeigneter Technologien zur Verhinderung der Exposition der Arbeitnehmer ist zwingend erforderlich. Auch die Verwendung alternativer, weniger toxischer Produkte sollte gefördert werden.

Wir hoffen, dass der Inhalt dieses Buches dazu beitragen kann, Gesundheitsprobleme in Brasilien und anderen Ländern zu vermeiden. In Brasilien gibt es neue Gesetze zum Schutz dieser Arbeitnehmer auf allen Regierungsebenen (Bund, Länder und Gemeinden), die verschiedene Ministerien und Behörden einbeziehen: Gesundheit, Überwachung (Epidemiologie, Umwelt und Hygiene), das Arbeitsministerium, das Ministerium für soziale Sicherheit und das Umweltministerium sowie Gewerkschafter und Arbeitgeber. Tankstellenkunden und -mitarbeiter müssen zusammenarbeiten, um eine sichere Umgebung für Mensch und Umwelt zu schaffen (Abb. 26).

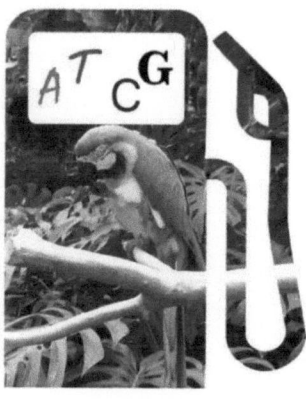

Abb. 26 - Die Zapfsäule muss DNA und umweltfreundlich sein

ATCG steht für DNA. Illustration erstellt von Maxine Brown Stephano und Agostinho Ornellas

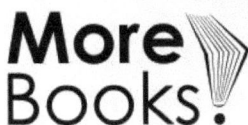
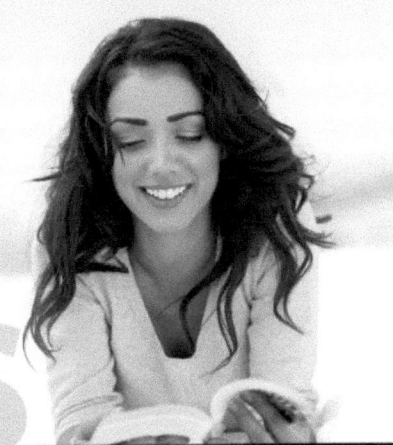

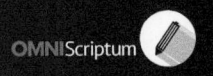

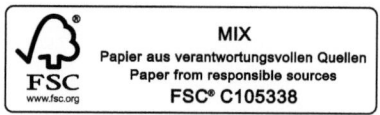